Leers
Einfache Homöopathie
in Fallbeispielen
Band 2

Einfache Homöopathie in Fallbeispielen

Von Dr. med. Hans Leers

Band 2

Karl F. Haug Verlag · Heidelberg

Die Deutsche Bibliothek – CIP-Einheitsaufnahme

Leers, Hans:
Einfache Homöopathie in Fallbeispielen / von Hans Leers. – Heidelberg: Haug.
(Homöopathie)
Bd. 2. – 1. Aufl. – (1996)
ISBN 3-7760-1570-5

© 1996 Karl F. Haug Verlag GmbH & Co., Heidelberg

Alle Rechte, insbesondere die der Übersetzung in fremde Sprachen, vorbehalten. Kein Teil dieses Buches darf ohne schriftliche Genehmigung des Verlages in irgendeiner Form – durch Fotokopie, Mikrofilm oder irgendein anderes Verfahren – reproduziert oder in eine von Maschinen, insbesondere von Datenverarbeitungsmaschinen, verwendbare Sprache übertragen oder übersetzt werden.

All rights reserved (including those of translation into foreign languages). No part of this book may be reproduced in any form – by photoprint, microfilm, or any other means – nor transmitted or translated into a machine language without written permission from the publishers.

Titel-Nr. 2570 · ISBN 3-7760-1570-5

Satz: Filmsatz Unger & Sommer GmbH, 69469 Weinheim

Druck: Progressdruck GmbH, 67346 Speyer

Inhalt

Vorwort 7

Fallbeispiele 9

Verzeichnis der Fälle 183

Verzeichnis der Mittel 187

Literatur 191

Vorwort

Wir lernen nie aus. Jeder Tag bringt Neues. So auch die folgenden Fälle. Kein Mensch gleicht dem andern. Jede(r) ist einmalig. Wir sollten also unvoreingenommen bleiben, beobachten, sehen, hören, erfühlen. Spontanbericht. Gelenkter Bericht. Was ist da los? Was ist das für ein Zustand? Wie kam es dazu? Was bedeuten die Symptome? Was haben sie uns zu sagen? Wie hängt das zusammen? Was herrscht vor? Was fällt auf? Wie lautet das im Repertorium? Welches ist der gemeinsame Nenner?

Ergibt sich nun — nach *richtiger* Handhabung des Repertoriums und der homöopathischen Lochkartei — das höchstwahrscheinlich passende Mittel — kann das stimmen? Paßt es seinem Wesen nach zu dem vorliegenden (chronischen) Zustand? Wenn ja, genügt oft schon eine Gabe und Leib und Seele kommen wieder ins Gleichgewicht.

Wie einfach ist das im Vergleich zur sonst üblichen Medizin mit ihrem Riesenaufwand! Einfacher geht es nicht. Sind wir uns immer bewußt, welch großartige, umwälzende, geniale Entdeckung Hahnemann gemacht hat? Auch die folgenden Fälle sprechen wieder eine eindeutige Sprache. Wenn sie nur alle hören würden!

Fall 182: Eine 48jährige Apothekerin kam am 15.10.1987 wegen allgemeiner nervöser Erschöpfung und depressiver Stimmungslage. Sie hatte große Sorgen und viel Kummer erlebt. Von ihrem Mann lebte sie seit 12 Jahren getrennt. Sie hatte einen Freund, aber nur, um mit jemandem zusammen zu sein; zum Sexualverkehr fühlte sie sich zu elend. Ihren 12jährigen Sohn hatte sie in ein Internat geben müssen, da er zu Hause einen äußerst schlechten Umgang hatte.

Sie hat zuwenig Schlaf, geht erst nachts um 12 Uhr ins Bett. Am Tag trinkt sie 5 Tassen Kaffee oder schwarzen Tee. Seit nun 16 Jahren raucht sie täglich 40 Zigaretten. Der Appetit ist entsprechend schlecht. Wenn sie einmal ausgeschlafen hat, fühlt sie sich viel wohler. Sie trinkt außerdem jeden Tag $1^1/_2$ Flaschen Wein, obwohl sie ihn nicht verträgt. Mittags hat sie keine Ruhe zum Essen. Auf einer Bootsfahrt mußte sie erbrechen. Als Mädchen hatte sie eine Gastritis und ein Magengeschwür durchgemacht, außerdem eine Hepatitis. Als Kind war sie oft nierenkrank. Außerdem machte sie jedes Jahr eine schwere Grippe durch. An der Brust wurde zweimal eine Probeexzison gemacht, das Ergebnis war gerade an der Grenze zur Malignität. Die Monatsblutung dauert immer eine ganze Woche, am Ende kommt eine dunkle Schmierblutung. Auch war ein Bandscheibenschaden festgestellt worden. Wegen ihrer Schwächezustände war sie neurologisch untersucht worden, aber ohne organisch krankhaften Befund.

Sie fühlt sich schwach und elend, in kollapsartigen Momenten wird sie weiß im Gesicht. Sie friert viel und ist gegen Luftzug sehr empfindlich. Zu allen psychischen Belastungen bedrücken sie auch Geldsorgen. Sie klagt über häufige kalte Füße. Anstrengungen bewirken eine Herzarrhythmie. Der linke 4. Finger schwillt zeitweise an und schmerzt.

Der Puls ist kaum zu fühlen, der Blutdruck beträgt nur 105/60 RR. Die Gelenke sind überstreckbar, die Muskulatur schlaff, die Haut blaß und schlecht durchblutet, sie kann kaum schwitzen. Das Haar ist vorzeitig ergraut; wie sie sagt, war das auch bei ihrer Mutter und dem Großvater so. Die Zunge ist dunkelrot und hat in der Mitte eine Längsfurche, ein Zeichen für eine Darmstörung.

Sie bekam das passende Mittel in LM XVIII als eine einmalige Dosis 3 Globuli.

Am 5.11.1987 rief sie an: „Ich fühle mich topfit, obwohl ich noch rauche!"

Natürlich wurde auch die psychische Belastung und die Regelung der Lebensweise eingehend besprochen.

Später hörte ich durch andere Patienten, daß ihr Zustand soweit gut geblieben ist.

Lösung Fall 182: Diese Patientin litt an einer ausgesprochen nervösen Erschöpfung. So etwas beruht immer auf mehreren Ursachen. Hier waren es Kummer und Sorgen einerseits und eine falsche Lebensweise andererseits. Das konnte auf die Dauer nicht gut gehen: keine Zeit zum Essen, zuwenig Schlaf, große Mengen von Kaffee, schwarzem Tee, Wein, Zigaretten. Als Apothekerin hätte sie das wissen müssen. Es ist eine Frage, ob so schnell eine Besserung erreicht worden wäre, wenn man sich auf eine Regelung der Lebensweise beschränkt hätte.

Wir dürfen ja auch die psychischen Belastungen nicht vergessen. Sie bestanden ja fort und konnten nicht einfach aus der Welt geschafft werden. Wir können nur den Organismus widerstandsfähiger und harmonischer machen, so daß er besser damit fertig wird.

Die Patientin bot eine Fülle von Symptomen. Wir fragen uns: was fällt denn besonders auf? Es fällt das auf, was stärker ausgeprägt oder anders ist als bei den meisten anderen Menschen. Fassen wir das zusammen, dann haben wir ein eindrucksvolles individuelles Bild vor uns:

684 Erschöpfung, nervöse I 73, 445 (1401)
1907 Kummerfolgen I 66, 151 (9, 47)
2565 Schlafmangelfolgen I 519 (1382)
1525 Kaffee Verlangen III 483/484 (541)
2533 Schlaf bessert I 519 (1382)
3173 Wärme, Mangel an I 462/463 (1357) und
1059 Haar wird (vorzeitig! Kummerfolge!) grau I 186 (119).

Schon diese wenigen Karten ergeben als einziges Mittel **Acidum phosphoricum.**

Wenn wir aber wollen, können wir noch andere wesentliche Symptome hinzu nehmen und finden dann das Mittel bestätigt:
2839   Sexuelles Verlangen Frau vermindert III 776 (744)
2408   Regel lange III 765 (724)
2891,1 Sorgen I 96 (66)
1303   Haut untätig II 168, 169 (1331) und
2360   Puls fühlbar kaum I 433, 435/436 (1378, 1379).

Fall 183: Frau *H. K.* hat große Schwierigkeiten mit ihrem Mann. Das Zusammenleben ist fast unerträglich. Sie bittet mich, ihr zu helfen. Von ärztlicher Behandlung will er aber nichts wissen. Er sei verschlossen, autoritär, mit aufgerissenen Augen und oft durchdringendem Blick, immer am Arbeiten und immer in Eile, dabei fühle er sich am wohlsten, hat viel Hitze und ißt große Mengen.
Ich gab ihr ein Glob. C 200 mit, mit der Anweisung, es ihm heimlich in ein Getränk zu geben.
Nach 4 Wochen rief die Frau an. Ihr Mann sei wie umgewandelt und liebenswürdig. Es sei ein Wunder. Auch weiterhin war das Zusammenleben erträglich.

Lösung Fall 183: Ich hatte den Mann nicht selbst gesehen und war auf die Schilderung der Frau angewiesen. Ich mußte ihr etwas in die Hand geben, um das Verhältnis wieder erträglicher zu gestalten. Sie sprach von „großen Augen" und „durchdringendem Blick". Bei seinem großen Betätigungsdrang fühlte er sich „wohl". Er will keinen Arzt. Aber es ist doch etwas nicht in Ordnung: er hat viel Hitze und viel Hunger. Das Mittel ist schon leicht zu erraten. Oder nicht? Dann ziehen wir die Lochkarten zu Rate:

167   Augen aufgerissen III 3, 5 (257, 280)
976,1 Gesichtsausdruck starr blickend III 3/4 (276)
383   Beschäftigung bessert I 17 (12)
1041 glaubt gesund zu sein I 58, 80 (43, 55) und
1363 Hitzegefühl I 461 (1353).

Schon diese 5 Karten ergeben als einziges Mittel **Jod**.

Fall 184: Ein damals 69jähriger Mann klagte am 1. 10. 1987 über Schmerzen im rechten Hoden. Er war angeschwollen und hart, gerötet und warm (tumor, dolor, calor, rubor). Heilerde kühlte. Die Leistendrüsen waren angeschwollen.
Ich verschrieb ihm D 6, 3mal täglich 5 Tropfen zu nehmen. Schon nach 5 Tagen war die Schwellung bedeutend zurückgegangen und nach weiteren 10 Tagen war die Entzündung ausgeheilt.

Lösung Fall 184: Das war eine Orchitis und das sind die Symptome:
1372 Hodenentzündung III 735 (701)
1390 Hodenschwellung III 743/744 (715)

1930 Leistendrüsenschwellung III 533, 535 (551, 603) und
1377 Hoden rechter hart III 744 (718).

Da haben wir 5 Mittel. Es fällt aber schon auf, wenn ein „kleines" Mittel dreimal im 3. Grad verzeichnet ist, es ist **Clematis**.

Dazu paßt auch die Kältebesserung.

Fall 185: Ein 61jähriger Mann litt seit über 20 Jahren an asthmoider Bronchitis. Auch am 13.2.1987 klagte er wieder über Atemnot, viel schwerlöslichen Auswurf, Schweißausbrüche und anstrengendes Sprechen. Er hustet rasselnd; nachts gegen 2 Uhr kommen meistens akute Anfälle, Kälte wird nicht vertragen, in kalter Luft muß er sofort husten. Die Ausatmung ist erschwert und in flacher Rückenlage nimmt die Atemnot zu. Auskultatorisch Giemen und Pfeifen. Bewegungen verschlimmern die Beschwerden. Er ist sehr wärmebedürftig.

Er bekam Q VI, täglich 5 Tropfen zu nehmen, dazu ansteigende Armbäder. 10.4.1987: Es ist „wesentlich besser", er schläft besser, braucht nachts nicht mehr aufzusitzen, Sprechen strengt nicht mehr an, auch körperliche Anstrengungen werden besser vertragen.

Lösung Fall 185: Wer denkt bei einer asthmoiden Bronchitis mit Verschlimmerung nach Mitternacht nicht an Arsenicum?
    Vielleicht hätte es auch geholfen. Sehen wir uns das genauer an.
1461 Husten nachts 2 Uhr III 357 (784)
1527 Kälte schl. I 503 (1355)
 130 Atemnot liegend III 339 (776)
1438 Husten in kalter Luft III 370 (800)
 242 Auswurf zäh III 413, 414 (818, 823/824)
 145 Atmung pfeifend III 344, 391 (771, 803) und
1422 Husten Bewegung schl. III 363 (787).

Da haben wir 4 Mittel. Arsenicum ist dabei. Sogar dreimal im 3. Grad!
Ich gab **Kalium arsenicosum**.

Es hat als einziges Mittel „Husten nachts 2 Uhr" im 3. Grad. Auch die andere Komponente, Kalium, hat die typische Verschlimmerung nach Mitternacht.

Fall 186: Eine 41jährige Frau kam erstmals am 24.7.1987. Sie ist lebhaft, freundlich und spricht schnell, die Augen wirken groß. Sie habe als Kind an einer Schilddrüsenunterfunktion gelitten und war deshalb im Krankenhaus. Im März hatte sie unter „Herzrasen" zu leiden. Sie bekam Thyroxin, Carbimazol und andere Medikamente. Außerdem raucht sie täglich 20 Zigaretten und trinkt jeden Tag 7 Tassen Kaffee. Sie habe viel Appetit. An Gewicht habe sie zugenommen. Im Nacken habe sie manchmal ein Wärme- und Taubheitsgefühl. Vor 2 Jahren habe sie durch einen Autounfall ein Halswirbelsäulenschleudertrauma erlitten. Sie friert oft. Im rechten Handgelenk schält sich die Haut ab. Im Hals habe sie ein dickes Gefühl, beiderseits war der Hals außen schmerzhaft. Der Schlaf war schlecht und unruhig. Auf der Zunge spürt sie Brennen, sie ist trocken und rissig. Sie habe große Angst, an Krebs zu erkranken und beobachtet sich dauernd. Die Periode kommt manchmal zu früh. Im Mund und im Hals kribbelt es und fühle sich an, als habe sie Sand darin, so daß sie sich oft räuspern muß. Unter dem rechten Rippenbogen schmerzt es oft, besonders abends. Ein entsprechender objektiver Befund fehlte. Sie muß viel schwitzen, danach fühlt sie sich gut. Der Puls ist mit 96/Min beschleunigt, der Blutdruck betrug 125/75 RR. Der Hals zeigt eine leichte Verdickung der Schilddrüse. Seitlich ist er druckschmerzhaft. Am linken Unterschenkel vorn oben findet sich ein ringförmiges, klein-rotfleckiges, trockenes, juckendes Ekzem.

Auf Lachesis D 200, dann D 500 und Einschränkung von Kaffee schlief sie gut, aber Angst und Unruhe blieben.

Erst auf das richtige Mittel, ebenfalls 1 Glob. D 500 am 25.8.1987, rief sie am 14.9. und 2.11.1987 an und sagte, sie sei jetzt viel wohler und ruhiger, überhaupt ginge es ihr „wahnsinnig gut", sie sei darüber ganz glücklich.

Lösung Fall 186: Eine Menge Symptome! Vorherrschend ist das
1363 Hitzegefühl I 461 (1353)
2365,1 der schnelle Puls (1376)
1906 der dicke Hals III 308 (479)
 216 der Exophthalmus (!) III 3, 308 (253, 479)
  63 die Angst um die Gesundheit (aber Hyperthyreosen kriegen keinen Krebs −) I 6, 7 (5)
 507 „Denken dran schl." I 25 (18)
2686 die Besserung des Befindens nach Schwitzen II 73, 520 (1294, 1405)

1070 die Empfindlichkeit an den Halsseiten III 305, 306 (480, 481) und

nehmen wir dazu den
309 Bauchschmerz oben rechts III 554 (569),

dann ist einziges Mittel wieder **Jod**.

Aber sie fror doch auch oft? Die erstgenannten Symptome gaben den Ausschlag.

Fall 187: Eine 59jährige Frau suchte mich am 16. 11. 1987 auf wegen einer seit längerer Zeit bestehenden „Allergie". Die Haut auf der Vorderseite, an den Extremitäten, in den Achselhöhlen und im „Schritt" ist wund, gerötet und juckt. Schlimmer ist es im Sommer, in der Sonne, nach Genuß von Zwetschgen, Zitronen oder Pfirsichen. Die Haut fühlt sich rauh an. Bei einem Aufenthalt am Meer war es gut.

Auf Befragen wurde sonst noch angegeben: häufige Schweißausbrüche, oft Schnupfen. Wenn ein Arm nachts unbedeckt ist, wird er kalt und gefühllos; durch Hängenlassen bessert sich das. Sie leidet oft an Sodbrennen, besonders nach Süßigkeiten.

Vorgeschichte: Im Alter von 16 Jahren machte sie Diphtherie und Scharlach durch. Mit 45 Jahren hatte sie eine schwere Anämie. Davon hat sie sich vollkommen erholt und ist in letzter Zeit wiederholt in der Lage, Blut zu spenden. 1966 Totaloperation wegen eines Myoms.

Sie hat 3 Töchter. Die Hautallergie begann nach der dritten Geburt.

Auf Lachesis D 200 ließen zwar die Schweißausbrüche nach, aber die Erscheinungen auf der Haut blieben unverändert.

Am 8. 12. 1987 bekam sie daraufhin ein anders Mittel, an 3 aufeinanderfolgenden Tagen je ein Glob. C 30, dann nichts mehr.

Am 15. 1. 1988 hörte ich, daß seitdem die Hauterscheinungen nicht mehr aufgetreten sind.

Lösung Fall 187: Die „Allergien" haben enorm zugenommen. Oft sind sie nur schwer zu beeinflussen. Äußerliche Behandlung ist zwecklos. Es geht, wie wir in der Homöopathie wissen, nur vom Allgemeinzustand her. Da fällt in der Vorgeschichte auf, daß sie vor Jahren an einer

"schweren Anämie" gelitten hat, daß sie aber in letzter Zeit wiederholt in der Lage war, Blut zu spenden. Nehmen wir dazu nun die Hauterscheinungen, zu denen wir ja bestimmte Modalitäten erfahren haben, dann ergibt sich folgendes Bild:
2349 Plethora I 409 (1376)
2224 Nesselsucht II 191 (1311)
1289 Haut rauh II 166 (1327)
2890 Sonne schl. I 523 (1407) und
2256 Obst schl. I 515 (1370)

Wir haben 3 Mittel; für eines ist besonders charakteristisch die Verschlimmerung in der Sonne. Das ist **Natrium carbonicum.**

Die Besserung am Meer, die Nat-c. nicht enthält, ist keine Gegenanzeige.

Fall 188: Ein damals 77jähriger Mann klagte am 21.3.1988 über seit Jahren bestehende brennende Halsschmerzen, aber nur wenn er nicht schluckt. Sie bestanden, seit vor 6 Jahren eine Stimmbandzyste operativ entfernt worden war. Nach dem Essen brennt es besonders stark. Er leidet unter Trockenheit im Hals und trinkt oft kleine Mengen, ohne Durst zu haben. Der Rachen weist eine Schleimstraße auf. Die Stirn fühlt sich feucht an.

Er bekam ein Korn C 30, bei Bedarf zu wiederholen.

Am 7.4.1988 rief er an, er habe seitdem keine Schmerzen mehr, und bedankte sich sehr.

Lösung Fall 188: Das war der 77jährige Mann mit den Halsschmerzen. Sie kamen vor 6 Jahren nach einer Stimmbandoperation wegen einer Zyste. Zufall oder ursächlicher Zusammenhang? Operationsfolge? Oder vielleicht Narkosefolge? Der Rachen war trocken und brannte. Er war übrigens auch gerötet. Es handelte sich um eine chronische Pharyngitis. Ich habe versäumt zu fragen, ob der Mann raucht. Er mußte ständig kühlen, obwohl er keinen Durst hatte, den man doch hätte erwarten können. Die feuchte Stirn könnte als Zeichen eines Infektes aufgefaßt werden. Auffallend war die Schmerzlosigkeit beim Schlucken. Wir haben also Karte

1102 Halsschmerz, wenn nicht schluckt III 292 (467)
571 Durst fehlt III 210, 438 (433, 500)
2382 Rachenschleim (Infekt!) III 168, 174 (333, 341)
2578,2 Schleimhäute brennen (!) *(Stauffer)*
2578,4 Schleimhäute trocken *(Stauffer)*
2936,2 Stirn Schweiß I 201 (223).

Einziges Mittel ist **Capsicum**.

Typisch war hier das Gefühl des Brennens. Hier war kein Konstitutionsmittel, sondern ein Organmittel nötig. Es half, obwohl der Zustand schon lange bestand.

Fall 189: Eine 39jährige Frau klagte über Beschwerden bei ihrer Periode. Durch die Spirale haben sie sich verstärkt. Die Regel ist stark, dauert jeweils 10 Tage, dann kommt noch „Schmierbluten". Am Anfang und am Ende ist die Blutung dunkel. Das Blut riecht unangenehm. Vor der Blutung ist die Patientin ungeduldig und gereizt.

Lösung Fall 189: Auch hier wurde etwas übersehen. Diesmal müssen wir, anders als beim vorigen Fall, die hauptsächlich auslösende Ursache mitberücksichtigen. Die Spirale war schuld. Vorher hatte sie keine Beschwerden. Wir haben also Karte
3132,1 Verletzungsfolgen I 453 (1412)
2405 Regel klebrig („Schmierbluten") III 769 (725)
2425 Regel stinkt III 768 (728) und das psychische Symptom
2435 reizbar vor der Regel I 32, 80 (22, 55).

Schon diese 4 Karten ergeben eindeutig **Crocus**.

Daß es stimmt, sagen die Karten
2422 Regel stark III 765, 766 (726)
2408 Regel lange III 765 (724) und
 416 Blutung dunkel *(Stauffer)*.

Fall 190: Seit nunmehr 15 Jahren klagt *R. M.* über ischiasartige rechtsseitige Schmerzen, die vom Kreuz das Bein hinunter ziehen bis zu den

Zehen. Laut Röntgenbefund ist der 1. Lendenwirbel betroffen. Hauptsächlich schmerzt es im Stehen und Gehen. Im Liegen und Sitzen ist es besser. In der Wade und im Fuß kribbelt es zeitweise. Über dem rechten Beckenkamm findet sich ein Hartspann.
Die Patientin bekam ein Glob. D 200 als einmalige Dosis. Seitdem ist es gut. Keine Beschwerden mehr!

Lösung Fall 190:
1887 Kreuzschmerz beim Gehen II 343 (901)
1897 Kreuzschmerz im Stehen II 343 (901)
1882 Kreuzschmerz Beine abwärts II 344 (902)

Das ergibt nur **Agaricus**.

Dazu paßt auch
1044 Glieder Ameisenlaufen II 535 (952).

Alle haben Agaricus im 2. Grad.

Bei Agaricus denken wir an Ataxie, choreiforme Unruhe mit Zucken und Zittern, hysteriforme Symptome wie Verwirrtheit usw. Nichts von alledem. Auch ein Teilbereich genügt.

Fall 191: Die 26jährig Frau *D. F.* klagte am 11.1.1988 über vermehrte Blutungen. Die Regel dauert 8–11 Tage. Die Blutung ist erst dunkel, dann heller, dann wieder dunkel, dann „Schmierbluten". Die Menses kommt alle 28–30 Tage. Manchmal spürt sie einen Krampf im Unterleib wie wenn sie käme, zeitweise auch gelber Ausfluß. Außerdem kommt es zu Zwischenblutungen zur Zeit des Eisprungs.
Zur *Vorgeschichte* ist eine Zystitis und eine Adnexitis zu erwähnen. Einmal hatte sie abortiert.

Lösung Fall 191: Die Zwischenblutungen, über die die Patientin klagte, müssen im Zusammenhang mit dem gesehen werden, was sich sonst in diesem Bereich abgespielt hat. Das war einmal die Infektneigung mit dem Ausfluß und der Zystitis und Adnexitis in der Vorgeschichte, wofür auch Frieren und Schwitzen sprach. Außerdem die typischen Regelstörungen: starke und dunkle Blutung von klebriger Beschaffenheit und mit Verzögerung.

2405   Regel klebrig III 769 (725)
 416   Blutung dunkel *(Stauffer)*
2408   Regel lange III 765 (724) dazu der Ausfluß:
3204,1 Weißfluß eitrig III 760 (746).

Das ist **Secale**.

Es hat die
2096 Mittelblutung III 772 (730) und die anderen Regelstörungen
2413 Regelschmerz vorher III 792 (733)
2412 Regel schmerzhaft III 767, 792 (727, 734) und
2421 Regel spät (von mir ergänzt).

Hierzu paßt auch, daß die Frau einen Abort hatte. Andere Leitsymptome von Secale wie Brennen oder Parästhesien fehlen hier. Aber Secale ist ja auch wie Sie wissen besonders für den Genitalbereich der Frau zuständig und auch in der Geburtshilfe schon seit alten Zeiten gut bekannt.

Fall 192: Eine 39jährige Frau kam am 11.9.1987 in Begleitung ihres Mannes. Sie litt seit 9 Jahren an Rückenschmerzen und hatte schon viele Ärzte vergeblich aufgesucht. Sie spürt die Schmerzen fast nur, wenn sie im Bett liegt. Außerdem hat sie auch Kreuzschmerzen, so daß sie vom Sitzen nicht hoch kommt, jetzt sind die Schmerzen mehr oben. Im Rücken spürt sie ein Spannungsgefühl, auch im Nacken und von dort schmerzhaft nach oben zum Kopf hin. Sie hat früher viel Schreibmaschine geschrieben; das hatte auch zu diesen Spannungen wesentlich beigetragen. Auch sonst ist sie allgemein verspannt. Besonders morgens ist der Nacken verkrampft und auch sonst fühlt sie sich allgemein schlechter.

Im übrigen klagt sie über Übelkeit und Erbrechen, wenn sie etwas vorhat; nach dem Essen fühlt sie sich „aufgelaufen". Schwere in den Beinen. Inzwischen hat sie sich auf biologische Vollwertkost umgestellt, was auch einige Erleichterung brachte. Aber die Rückenschmerzen blieben. Sie wiederholt, daß sie nur im Liegen auftreten.

Objektiv findet sich außer der verspannten Muskulatur ein Lipom lateral über dem rechten Schulterblatt, Varizen (sie war schon dreimal operiert worden), Hämorrhoiden, stinkender Achselschweiß, schmutzig belegte Zunge, feuchtkalte Füße, überstreckbare Ellenbogengelenke und angeschwollene Finger und Unterschenkel. Zu erwähnen ist noch eine schmerzhafte Regel, die vom Gynäkologen auf eine Knickung zurückgeführt wurde.

Sie bekam Chelidonium LM XII, 4 Tage nacheinander je 3 Glob., dann Calcium carbonicum ebenso, im Oktober Arsenicum D 200, 1 Glob. Aber die Rückenschmerzen blieben unbeeinflußt.

Sie gab dann noch an, daß es im linken Ohr immer rauschte und klopfte. Man kann nie genau genug fragen! Ich nahm die entsprechenden Lochkarten und fragte nach der — Blase! Tatsächlich erfuhr ich nun, daß sie wiederholt an Blasenentzündungen gelitten hatte.

Auf das nun offensichtlich passende Mittel in C 30, bei Bedarf zu wiederholen, kam es nun erstmalig zu einer wesentlichen Besserung der Rückenschmerzen, so daß sie wieder ungestört im Bett liegen und schlafen konnte und auch die Spannungen nachließen.

Lösung Fall 192: Wenn eine Frau 9 Jahre lang wegen Rückenschmerzen vergeblich behandelt wurde, dann kann das nur daran liegen, daß die Ursache nicht erkannt wurde. Wohl stellten wir fest, daß die Frau allgemein verspannt war — wer ist das heute nicht? — und im Rücken spürte sie auch subjektiv ein Spannungsgefühl. Aber die Kreuz- und Rückenschmerzen spürte sie fast nur im Liegen. Wie reimt sich das? Im Liegen sollte man doch entspannt sein. Man muß sich auch den Ort der Beschwerden ansehen, und — außer einem Lipom — bestätigte sich dort die verspannte Muskulatur. Die Nackenverspannung wäre durch das häufige Maschineschreiben zu erklären. Daß so aber die Fallaufnahme nicht genügte, zeigten meine vergeblichen Behandlungsversuche mit Chelidonium, Calcium carbonicum und Arsenicum.

Genauere Befragung ergab dann die merkwürdigen linksseitigen Ohrsymptome:
Karte
2305 Ohr, linkes, Pulsieren III 83 (313) und
2287 Ohrgeräusch links III 119 (300).

Schon diese beiden Karten ergeben nur ein einziges Mittel: **Berberis.**

Nun ist Berberis als ein Hauptmittel bei Harnwegserkrankungen bekannt. Und tatsächlich bestätigte sie, daß sie wiederholt an Blasenentzündungen gelitten hatte. Wir sehen wieder, wie notwendig eine gründliche Fallaufnahme in chronischen Fällen ist! Und wir sehen, daß die anderen Symptome, auch die geklagten Schmerzen, Berberis bestätigen:

2469   Rückenschmerz liegend II 321 (897)
1889   Kreuzschmerz liegend II 343 (901)
2481,1 Rücken steif II 298 (948)
2164   Nacken Spannung II 297, 310 (947) und
2155   Nackenschmerz aufwärts II 330 (909) übrigens an 3 Stellen.

Vergleichen Sie auch Übelkeit und Erbrechen.

Hier sehen wir auch, wie wir über das Mittelbild zu einer Diagnose kommen können.

Fall 193: Am 17.3.1975 kam ein damals 16jähriges Mädchen in Begleitung der Mutter. Sie klagt über Appetitlosigkeit, Schlaflosigkeit, Magenschmerzen bei Aufregungen, sie sei voller Angst und Mißstimmung und fühle sich den Anforderungen der Haushaltsschule, die sie besucht, nicht gewachsen. Außerdem hat sie bei Aufregungen Schmerzen in der Herzgegend. Sie sind stechender Art und verstärken sich, wenn sie tief Luft holt. Im übrigen ist sie ihrer Wesensart nach sehr teilnehmend am Wohlergehen anderer.

Zur *Vorgeschichte* wurde angegeben, daß sie im Alter von 9 Jahren sexuell angegriffen wurde und einen Schock erlitt.

Sie bekam ein Glob. C 30 und nach einer Woche war es schon besser. Herzbeschwerden und Erregbarkeit hatten nachgelassen. Nach einem Monat weitere Besserung. Sie bekam jetzt dasselbe Mittel als D 200, 3 Glob.

Ich befragte die Mutter nach 1½ Jahren: Seitdem war alles gut geblieben.

Lösung Fall 193: Schlafstörung, Appetitlosigkeit und Magenschmerzen führen uns bei dem 16jährigen Mädchen nicht weiter. Auch nicht Aufregungen und Leistungsminderung. Wohl aber die Vorgeschichte, das mit 9 Jahren erlittene psychische Trauma:
2613 Schreckfolgen I 87 (60) und diese Folgen selbst:
1355 Halsschmerz stechend bei tiefem Einatmen II 277 (867) und die kaltfeuchten Hände, hier vielleicht als Angstschweiß aufzufassen:

1157 Hände Schweiß kalt II 523/524 (1182/1183) dazu die psychische Grundhaltung, die für das Trauma und seine Folgen besonders empfänglich macht:
2094 mitfühlend I 71 (50).

Das ergab schnell **Aconit.**

Auch hier sehen wir wieder, daß Aconit nicht nur für akute Krankheiten in Frage kommt.

Fall 194: Ein 5jähriger Junge wurde am 17.7.1987 von der Mutter gebracht wegen eines hartnäckigen Hautausschlags. Rumpf, Arme und Beine waren befallen. Die Haut ist trocken, rot, rauh, heiß, juckend und voller Kratzeffekte. Am meisten juckt es abends beim Ausziehen und bei Erwärmung. Früher litt er an Milchschorf. Im Sommer war die Haut schlimmer. Nach einem Aufenthalt an der Nordsee war es jedesmal besser. Nat-m. half aber immer nur vorübergehend.

Genauere Befragung zur *Vorgeschichte* und zum *Allgemeinzustand* brachte nicht viel, nur daß bei einem Witterungsumschlag das Befinden jedesmal schlechter war. Man muß bei Hautausschlägen auch an die Ernährung denken — ich sah mir die Zunge an, sie war gelb belegt, vielleicht ein Zeichen des leider heute allgemein üblichen zu hohen Fettkonsums.

Er bekam nun ein anderes Mittel in C 30, 3 Tage nacheinander je ein Glob. zu nehmen, dann Pause. Das war am 14.4.1988. Am 21.4. und am 3.6. erfuhr ich dann von der Mutter telefonisch, daß es besser bzw. der Ausschlag verschwunden war.

Lösung Fall 194: Chronische Hautkrankheiten bekommen wir nicht in den Griff, wenn wir nur die Haut und ihre Symptome behandeln. Hier liegt fast immer ein schlechter Allgemeinzustand zugrunde. Bei Kindern ist oft leider nicht viel zu erfahren. Wir müssen es trotzdem versuchen. Wir erfuhren, daß die Hautausschläge auftraten, seit der Junge im Alter von $4^{1}/_{2}$ Monaten an „Milchschorf" erkrankt war. Auch an die Ernährung müssen wir denken; es fiel die gelb belegte Zunge auf. Auch war immer bei einem Wetterumschlag das Befinden schlechter. Nehmen wir zu dieser Grundlage noch die Modalitäten des Juckens, dann haben wir

2088,1 Milchschorf (finde ich nicht im *Kent,* die Karte wurde nachträglich von mir angelegt)
3304,1 Zunge gelb III 251 (435)
3224 Wetterwechsel schl. I 528/529 (1414)
1519 Jucken beim Warmwerden II 149, 196 (1325)
1511 Jucken beim Ausziehen II 147 (1323).

Das ergibt als einziges Mittel **Mezereum.**

Es wird bestätigt durch die trockene, rauhe und gerötete Haut. Mezereum ist nicht nur ein Mittel gegen Herpes zoster.

Fall 195: Ein 50jähriger Gastwirt war wegen verschiedener Beschwerden seit ca. 2 Jahren mit Erfolg bei mir in Behandlung. In seinem Beruf mußte er oft bis zu 16 Stunden stehend arbeiten. Jetzt klagt er seit längerer Zeit über zunehmende Beinschmerzen. Besonders die rechte Wade schmerzt beim Gehen und im Stehen, auch sonst bei Bewegungen. In der Kniekehle spürt er eine schmerzhaft ziehende Spannung. Massagen halfen nicht. Auch Rhus-t., Arnika, Ruta extern und Segmentocut brachten nicht das gewünschte Ergebnis.

Er bekam dann je ein Glob. D 200 am 18.5.1987 und am 21.3.1988. Seitdem kann er seinen Beruf wieder ungestört ausüben und auch der Aufenthalt im Kühlhaus belastet ihn nicht mehr. Die Wadenmuskulatur fühlte sich steinhart an. Jetzt war sie wieder von normaler Konsistenz.

Lösung Fall 195: Es ist schwierig, wenn man als Gastwirt den ganzen Tag auf den Beinen sein muß. Die Beine haben sich beschwert. Wieweit hier die Konstitution „mit schuld" war, wage ich nicht zu entscheiden. Ich ging hier von den Lokalsymptomen aus. Genaue Modalitäten führten zum Ziel. Die Wadenmuskulatur war steinhart:

1328 Verhärtungen I 452 (1412)
3159,1 Wade schmerzt beim Gehen II 607 (1067)
1570,1 Kniekehle Schmerz ziehend II 723 (1158)
1571 Kniekehle Spannung II 400, 401 (1187, 1188)
393 Bewegung schl. I 493, 494 (1343).

Diese 5 Karten ergeben Carbo animalis und Nux vomica. Man sollte das kleinere Mittel hier bevorzugen, es hat die höhere Wertigkeit und für Nux vomica fehlen sonst charakteristische Symptome. Nehmen wir nun dazu „Schmerz andauernd im Unterschenkel" (im Erbe-*Kent* auf Seite 1076 rechts), dann bleibt als einziges Mittel **Carbo animalis.**

Es hat auch die Verschlimmerung im Stehen und durch Kälte.

Fall 196: Eine 58jährige Hausfrau kam am 27.7.1988 und klagte über allerhand Sensationen. Sie ist appetitlos, gebläht, leidet an Aufstoßen, Sodbrennen und Bauchschmerzen rechts unten beim Bücken oder über einen zeitweise plötzlichen Bauchschmerz mit dem Gefühl, wie wenn alles „rausfallen" wolle. Schwindel öfter, nur „für eine Sekunde". Linksseitige Kopfschmerzen, die nach einer Tasse Kaffee verschwinden. Im rechten Ohr hat sie wiederholt ein Gefühl, wie wenn es einen Schlag täte, im Mund ein Gefühl wie Speichelfluß ohne daß wirklich vermehrter Speichel vorhanden ist. Parästhesien in der linken Gesichtshälfte. Sie muß „dauernd" aufs Klosett, der Urin ist nur schwer zu halten; Brennen beim Wasserlassen. Der Urindrang kommt plötzlich. In der Zwischenzeit tropft es.

Zur *Vorgeschichte* gab sie an: oft vereiterte Mandeln, chronische Nierenbeckenentzündung besonders rechts, Eierstockentzündung vor einigen Jahren, 1955 Thrombose im Bereich des rechten Oberschenkels; 1973 konnte sie nicht schlucken wenn sie eingeladen war; damals wurde ein EEG gemacht, der Befund war positiv, Genaues konnte sie nicht sagen. Wegen der Parästhesien im Gesicht brachte sie eine Kopie eines Befundberichtes der neuroradiologischen Klinik in H. vom 21.6.1979 mit den Ergebnissen von Schädelaufnahmen und einer zerebralen Sequenzszintigraphie, der hier in Stichworten wiedergegeben werden soll: „Verdünnung und Entkalkung des Dorsum sellae, beginnende Karotisverkalkungen, seitengleiche Nuklidperfusion."

Der Urin enthält etwas Blut und Schleimfetzen, der Leib ist unten gespannt und druckschmerzhaft, keine Zeichen einer Appendizitis; der Zungengrund ist weiß belegt, Lippenherpes.

Sie bekam am 26.8. ein Glob. eines Mittels in der D 200.

Am 22.9.1988 war alles in Ordnung, die Bauchbeschwerden, die Harnsymptome, die Mißempfindungen und die Kopfschmerzen. Alles war verschwunden.

Lösung Fall 196: Die Frau klagte über allerhand Beschwerden im Magen-Darmbereich, andererseits erfahren wir aus der Vorgeschichte von vielerlei Infekten. Es ist bekannt, daß Ernährungsstörungen einen guten Nährboden für Infekte abgeben. Also ein ganz gewöhnlicher Fall. Auch die dadurch bedingten Kreislaufstörungen fehlten nicht. Für eine gute Mittelwahl hätten wir also wenig Hoffnung. Erst die *Verbindung* der Symptome ergibt das Einmalige, Individuelle. Nehmen wir die Kreislaufstörungen als Allgemeinsymptome (Gruppe A) und dazu die Reizblase (B):
Karte
2268   Ohnmacht nur kurz KK I 20 (EK 14)
1718,1 Kopfschmerz Kaffee bess. I 254 (141).

Dies können wir wohl als Kreislaufsymptom auffassen. Besserung eines spastischen Kopfschmerzes durch Kaffee ist allbekannt. Merkwürdigerweise hat es im *Kent* nur 5 Mittel. Und merkwürdigerweise ist das richtige dabei. Nehmen wir nämlich dazu das derzeit besonders lästige lokale Geschehen:
1183   Harndrang plötzlich III 681 (652) und
1235,1 Harn tropft III 673 (661),

dann ergeben diese 4 Karten nur ein einziges Mittel, und das ist eine Überraschung − **Cannabis indica!**

Nein, die Frau hat niemals Drogen genommen. Aber Cannabis (auch Cannabis sativa) ist ja ein Mittel für die Harnwege.
Aber wir gingen von den Bauchsymptomen aus. Der Blähbauch hat zwar im *Kent* nicht Cann-i., wohl aber in seinen Arzneimittelbildern, auch mit Aufstoßen. Cann-i. hat auch seltsame Empfindungen − die Frau klagte über ein Gefühl im rechten Ohr, „wie wenn es einen Schlag täte", im Mund „ein Gefühl wie Speichelfluß", Parästhesien in der linken Gesichtshälfte. Solche Empfindungen nehmen wir zur Kenntnis, ohne daß deshalb eine Psychose vorzuliegen braucht. Die sehr eigenartigen und charakteristischen Symptome von Cann-i. fehlten in diesem Fall völlig. Aber fehlende Leitsymptome sind keine Gegenanzeige!

Fall 197: Eine 62jährige Landwirtsfrau klagte am 27.11.1987 über Schmerzen in der linken Weiche und Kreuzschmerzen beim Gehen und

Bücken, schlimmer, wenn es Regen gibt, besser im Liegen und durch Wärme. Die Schmerzen bestanden seit 10 Jahren, besonders im Bereich einer linksseitigen Operationsnarbe, und waren so schlimm, daß sie ständig „Tabletten" nehmen mußte. Es handelte sich um eine Nephrolithiasis. Sie war schon dreimal operiert worden, vor 10 Jahren war ein Harnleiterschnitt vorgenommen worden; seitdem die Schmerzen. Wasserlassen geht jetzt zeitweise gut, manchmal auch nur tropfenweise. Zu Nierenkoliken war es nicht mehr gekommen. Die Urinbefunde sind normal. Über dem linken Beckenkamm finden sich reflektorisch druckschmerzhafte Myogelosen. Die Operationsnarbe ist reizlos.

Des weiteren gab sie zur Vorgeschichte an, sie habe eine sehr unheilsame Haut, kleine Wunden heilten immer schlecht und sie sei wegen „Blutvergiftung" an einem Finger schon dreimal operiert worden. Sie ist sehr kälteempfindlich und immer wieder erkältet, leidet aber andererseits auch an Hitzewallungen mit Schweißausbrüchen. Die Beine schwellen an, wenn sie lange gesessen hat. Gelegentliche Herzbeschwerden bessern sich durch Aufstoßen.

Sie bekam ein Mittel, zunächst 1 Glob. C 30, bei Bedarf zu wiederholen, am 3.12.1987 und am 14.12.1987 D 200, außerdem Solidago D 2, 3mal 5 Tropfen vor dem Essen zu nehmen.

Seit dem 15.3.1988 hatte sie keine Schmerzen mehr. Urinlassen ging auf Solidago gut. „Tabletten" brauchte sie nicht mehr zu nehmen.

Lösung Fall 197: Hier kommt die Verbindung von allgemeinen und besonderen Symptomen noch deutlicher zum Ausdruck. Die Frau war sehr kälteempfindlich, litt aber andererseits an Hitzewallungen. Zudem hatte sie eine sehr unheilsame Haut.
3173 Wärme, Mangel an I 462/3 (1357)
3160 Wallungen I 408, 415 (1345, 1354) und
1302,1 Haut ungesund II 168/169 (1331)
3246 Wunden heilen langsam I 454 (1415).

Diese Karten zusammengenommen, sieht alles noch wie ein Sieb aus. Aber das ist der landschaftliche Hintergrund, auf dem sich Vordergründiges abspielt: die Klagen, derentwegen die Frau kam —
1887 Kreuzschmerz beim Gehen II 343 (901); sie sind
1981 im Liegen besser I 507 (1364) und schlimmer bei
3224 Wetterwechsel I 528/529 (1414).

Besteht hier ein Zusammenhang? Die Schmerzen bestanden besonders im Bereich der Operationsnarbe; sie war wiederholt wegen einer Nephrolithiasis operiert worden:
2229 „Nierengrieß" III 728 (694).

Zusammengefaßt ergeben die Karten nur Phosphor und **Borax**.

Fall 198: Ein 14jähriger Junge war seit dem 12.11.1987 wegen einer asthmoiden Bronchitis mit Heuschnupfen mit Nux vomica D 200, Drosera D 12, Silicea D 200, Calcium phosphoricum D 12 und D 200 vergeblich bei mir in Behandlung. Auch Jod LM VT brachte nur vorübergehende Besserung.
   Erst seit einem anderen Mittel in D 12, täglich, dann alle 2 Tage 5 Tropfen, hustet er nicht mehr. Er braucht auch nicht mehr „zwanzigmal" zu niesen. Das Mittel wurde am 5.8.1988 erst gefunden aufgrund der Angabe, daß die Knie beim Treppensteigen und Abwärtsgehen schmerzen.

Lösung Fall 198: Das Mittel gegen die asthmoide Bronchitis mit Heuschnupfen wurde gefunden aufgrund der Knieschmerzen. Richtungsweisende Allgemeinsymptome scheinen hier zu fehlen. Aber was haben Schnupfen und Husten mit den Knien zu tun? Wir wissen, daß Herdinfekte auch Gelenkbeschwerden machen können. Wir finden beides in letzter Zeit gehäuft auch bei Jugendlichen. Die Knie schmerzen dann bei Belastung, auch beim Treppensteigen, seltener auch bei Abwärtsgehen. Wir haben nun also:
1362 Heuschnupfen asthmatisch III 180, 332 (355, 767) und
1584 Knie Schmerz Treppe abwärts II 603 (1063) —

   einziges Mittel ist **Badiaga**.

   Stimmt das auch? Jawohl:
1585 Knie Schmerz Treppensteigen II 603 (1063) und, auf den weiteren Karten Badiaga von mir ergänzt anhand der Arzneimittellehren:
   x 1427 Husten erstickend
   x 170 Augen Bindehautentzündung
   x 2233 Niesen oft.

Fall 199: Auch dieser 11jährige Junge hatte „die Nase voll", besonders im warmen Zimmer. Die Mutter sagte: „Die Augen tränen, brennen und sind rot." Es ist schlimmer, wenn er von draußen hereinkommt. Die Nase läuft und ist doch verstopft, am meisten nachts, so daß er dann durch den Mund atmen muß. Nachts steht er auf. Eine Septumoperation wurde — Gott sei Dank — nicht vorgenommen. Bei Wetterumschlag treten die Symptome verstärkt auf.

Er hatte früher Antibiotika bekommen und bis vor 5 Jahren war er immer wieder erkältet mit Mittelohrentzündung, Halsweh und Schnupfen. Vor 5 Jahren wurde dann die Kost umgestellt auf biologische Vollwertkost, nachdem die Mutter sich aus der Literatur (*Bruker* und *Schnitzer*) orientiert hatte.

Die Skleren sind gerötet als Zeichen einer allergischen Konjunktivitis, die Mandeln, wie nicht anders zu erwarten, stark vergrößert und die Hände typisch schweißfeucht. Der Leib ist tympanitisch gebläht.

Auf C 30, noch 2mal wiederholt, war nach Reaktion alles gut seit dem 19. 9. 1988.

Lösung Fall 199: Auch dieser Fall ist typisch und alltäglich. Wer kennt nicht die ständig rezidivierenden Erkältungen nach wiederholten Gaben von Antibioticis! Das bekannteste Mittel ist hier Sulfur. Vielleicht hätte es ebenfalls geholfen? Nach Umstellung auf biologische Vollwertkost besserte sich der Zustand. Das reichte aber nicht ganz aus. Also Sulfur? Aber wir hören: nachts steht er auf. „Unruhe, aus dem Bett treibend" (I 83) hat aber Sulfur nicht. Am besten, wir sehen genauer nach:

3074 Unruhe aus Bett treibend I 83 (57)
2221 Nase zu im warmen Zimmer III 179, 185 (354, 360)
3006 Tränen bei Schnupfen III 30 (278) — wer denkt da nicht an Cepa!
Nehmen wir dazu die stark vergrößerten Mandeln (das Mittel wurde hier von mir ergänzt), dann bleibt mit
2079 Mandeln groß —

nur **Arsenicum jodatum.**

Die Komponenten stimmen: Arsen hat die Unruhe, der Jodanteil die Hyperämie der Nase im warmen Zimmer. Beide haben auch nächtliche Verschlimmerung. Auch die anderen Symptome passen.

Fall 200: Am 28.10.1988 wurde eine 82jährige Frau hereingeführt. Sie kann nur noch trippeln. Seit 2 Monaten ist sie „unbeweglich". Besonders morgens wenn sie geruht hat, ist es sehr schlimm. Dabei tut ihr alles weh. Sie kann sich nicht mehr alleine aus- und anziehen. Die Tochter muß ihr helfen. Sie war 4 Wochen im Krankenhaus. In warmem Wasser sind die Glieder etwas beweglicher. Sie schwitzt aber kaum, im Gegenteil, sie friert viel. Nachts muß sie oft Urin lassen. Sie hat einen Herzschrittmacher. Sie klagt über Drehschwindel.

Neurologisch finde ich einen ausgeprägten parkinsonoiden Zustand mit Rigor, Zahnradphänomen, Maskengesicht und Tremor. Auch die Stimme klingt zittrig. Die Arme kann sie nicht heben. Bei Seitenblick besteht ein horizontaler Einstellungsnystagmus.

Der Blick sieht wie erschreckt aus. Die Zunge ist bläulich verfärbt. Der Puls ist unregelmäßig. Die Gelenke sind größtenteils deformiert. Die Haut ist welk, trocken, schuppend, das Gesicht gelblich. Die Unterschenkel sind varikös, die Zehen kalt. Sie hört schwer.

Die Auffassung ist erschwert; auch psychisch besteht eine fortgeschrittene Zerebralsklerose.

Was ist da noch zu machen? Die Leute kommen oft viel zu spät zu uns! Aber nun ist sie einmal da, also muß man es versuchen. Sie bekam ein Mittel als LM XVIII, 3 Glob., zunächst als einmalige Dosis; dasselbe Mittel nach einer Woche als LM XXIV, nach 2 Wochen als C 30, nach 3 Wochen ein Glob. einer D 200 desselben Mittels.

Aber schon am 14.11.1988 berichtete eine Bekannte, daß es ihr besser gehe. Genaueres konnte ich noch nicht erfahren. Man muß sehen, wie es weitergeht. Viel ist jedoch nicht mehr zu erwarten. Aber schon mit einer geringfügigen Besserung müssen wir uns hier zufriedengeben. Das Mittel scheint jedenfalls zu passen.

Lösung Fall 200: Wir hören, die Frau kann nur noch „trippeln", sie ist „unbeweglich". Sie konnte sich nicht mehr allein aus- und anziehen. Die Glieder waren zu „steif". Es handelt sich um einen altersbedingten Parkinsonismus. Besonders schlimm war es morgens, die steifen Glieder schmerzten. Und etwas fällt auf: der horizontale Nystagmus. Das kommt nicht oft vor. Das wurde nicht beachtet. Daß sie immer fror ist dagegen keine Seltenheit. Das tun heute die meisten Leute, an Heizung gewöhnt. Das kann nur ergänzend zur Mittelwahl herangezogen werden. Wir haben also die Lochkarten:

1051 Glieder steif II 403 (1190)
2103 morgens I 487 (1336)
395 Bewegung fortgesetzte bess. I 494 (1344)
3173 Wärme, Mangel an I 462 (1357) und
1049 Gliederschmerz bei Lähmung II 561 (1035).

Soweit die Allgemeinsymptome. Und dazu das auffallende örtliche Symptom:
2234 Nystagmus Pendel III 5 (246).

Einziges Mittel ist **Agaricus**.

Es wird bestätigt durch die Lochkarten 1182, 2325, 2371, 2775, 2931, 3114,1 und 3279. Die für Agaricus sonst bekannte Unruhe fehlt hier.

Fall 201: Der 41jährige *P. L.* klagte am 26.8.1988 über Schmerzen in den Oberschenkeln seit 4 Jahren. Er ist Sportjournalist und treibt auch selbst Sport. Wenn er keinen Sport treibt, lassen die Schmerzen etwas nach, überhaupt in der Ruhe, während sie sich bei Bewegung verschlimmern. Ich lasse mir die Stellen zeigen. Es sind die beiderseitigen Adduktoren an den Oberschenkelinnenseiten. Dort findet sich beiderseits ein ausgeprägter druckschmerzhafter Hartspann. Beine spreizen tut entsprechend weh. Allgemeinsymptome? Keine besonderen. Er sauniert regelmäßig; dabei fühlt er sich wohl. Dort lassen auch die Schmerzen in den Beinen nach.

Er bekam ein Mittel in C 30, 1 Glob. als einmalige Gabe, bei Bedarf zu wiederholen.

Am 7.10.1988 konsultierte mich seine Frau. „Mein Mann? Da ist alles in Ordnung!"

Lösung Fall 201: Auch hier ergibt die Verbindung von örtlichen und allgemeinen Symptomen schnell das richtige Mittel. Der Mann war Sportjournalist. In Ruhe ließen die Schmerzen nach. Wenn der Ort seit 4 Jahren immer der gleiche ist, so muß das wohl bewertet werden: Schmerzen Oberschenkel innen. Ein Lokalsymptom, das durch seine örtliche Stabilität auffällt. Modalitäten: Bewegungsverschlimmerung, ausgeprägter Hartspann. Noch eine Modalität: Sauna bessert die Muskelschmerzen, also Schweiß bessert. Es ginge auch Wärme bessert.

Allgemein:
3166 Wärme bessert *(Stauffer)*
77 Anstrengung schl. I 491 (1340)
392 Bewegung schl. I 493 (1343).

Und örtlich:
2245 Oberschenkel Innenseite schmerzt II 599 (1061) und
2251 Oberschenkel Spannung II 400 (1187)

Spongia

ist richtig. Es hat geholfen, obwohl es sonst als Hustenmittel bekannt ist, auch bei Struma. Von Gliedmaßen bei *Mezger* kein Wort, wohl aber bei *Hering*.

Fall 202: Ein 43jähriger Mann, der beruflich viel sitzen muß, klagte am 5.1.1989 über seit einem halben Jahr bestehende große, schmerzhafte, blutende Hämorrhoiden, „sie kommen wie Kirschen raus", schon Berührung tut weh „wie Splitter", es näßt und schmerzt noch lange nach dem Stuhlgang. Der After ist geschwollen.

Ich dachte an Aesculus, Hamamelis, Acidum muriaticum, wegen des Splitterschmerzes an Acidum nitricum, wegen des lange anhaltenden Nachschmerzes an Ratanhia. Die Lochkartei war aber anderer Meinung — er bekam D 12, täglich 5 Tropfen, bei Besserung aufzuhören, und schrieb mir am 16.1.: „Die Tropfen haben erstaunlich gewirkt!"

Lösung Fall 202: Die Lochkarten
x 1110   Hämorrhoiden fallen vor bei Stuhlgang III 630 (621)
x 1108   Hämorrhoiden berührungsempfindlich III 629 (620)
 x 41   Afterschmerz wie Splitter III 646 (628)
 x 29,1   After näßt III 630 (623) und
  43   After Schwellung III 626, 633 (610)

ergeben als einziges Mittel **Paeonia**.

Fall 203: Eine 23jährige Sportstudentin litt seit ihrer Kindheit an ständig sich wiederholenden Erkältungen mit Schnupfen, Husten und Mandelentzündungen. Das kommt heute immer wieder vor und ist bedingt durch falsche Ernährung und Lebensweise sowie durch Unterdrückung durch Antibiotika. Außerdem wurde der Schnupfen immer wieder unterdrückt durch örtliche Maßnahmen wie Sprays und Nasentropfen. Die Folgen sind dann meistens Infekte der Nebenhöhlen, außerdem Hypotonie durch Schädigung der Nebennieren. Nicht zu vergessen das ständige Frieren, die kalten Extremitäten und die Schweißausbrüche. Die Leute sind verzweifelt und wissen nicht mehr, was sie machen sollen. Hier hilft die Sauna, Ernährungsumstellung auf biologische Vollwertkost ist notwendig und wir geben zur Sanierung des „Fundaments" mit Erfolg Hochpotenzen von Sulfur und Silicea. So auch in diesem Fall.

Es war aber noch ein spezielles, kleineres Mittel nötig, das aufgrund der besonderen Klagen und Zeichen am 8.7.1988 ermittelt werden konnte. Trotz der allgemeinen Schwäche, der zufolge sie nicht lange stehen oder sich viel bewegen kann, ist die Muskulatur allgemein verspannt und druckschmerzhaft, insbesondere der Nacken, der zum Kopf hinauf schmerzt. Reibende Massage lindert hier. Der Kopf ist, wie so oft in solchen Fällen, heiß, die Füße eiskalt. Wo geraucht wird, muß sie heftig husten, es kommt aber kein Auswurf.

Sie bekam ein Mittel in D 200, bei Bedarf in einer Woche zu wiederholen. Schon nach 3 Wochen fühlte sie sich wesentlich besser — nach richtiger Mittelwahl fängt die Besserung ja immer am Allgemeinzustand an. Der Husten war jetzt locker, es wurde viel Schleim ausgeworfen.

Lösung Fall 203: Die wesentlichen Symptome waren:
x 1628   Kopf heiß, Füße kalt I 192 (123/124)
  881,1   Füße kalt, eisig II 475 (1007)
x 2132   Muskelspannung I 483 (1408)
  2155   Nackenschmerz aufwärts II 330 (909) und
  2430   Reiben bessert I 517 (1381).

Einziges Mittel ist **Menyanthes.**

Charakteristisch ist die muskuläre Spannung und die eisige Kälte, besonders der unteren Extremitäten.

Fall 204: Eine 50jährige Frau wurde wegen „Vereiterung" der Gebärmutter vor 18 Jahren totaloperiert und klagt seitdem über ständigen schmerzhaften Druck in der Blase wie „verkrampft" und Völlegefühl in der Blase, das auch nach Wasserlassen nicht nachläßt. Sie muß oft lange warten, bis der Urin kommt, andererseits geht beim Husten oder Niesen tropfenweise Urin ab. Die Schmerzen strahlen zum Gesäß aus. Es war urologischerseits eine „Blasensenkung" und ein bakterieller Infekt festgestellt worden.

Auf Sepia kam keine durchgreifende Besserung. Am 23. 8. 1988 gab ich ihr zunächst einen Tropfen eines anderen Mittels als D 30, bei Bedarf, d. h. wenn es nach anfänglicher Besserung wieder schlechter wurde, zu wiederholen.

Am 20. 9. 1988 rief sie an: Es war 14 Tage lang schlimmer, dann etwas besser, aber danach traten die Erscheinungen wieder verstärkt auf. Ich schickte ihr 1 Glob. D 200 desselben Mittels, D 30 sollte sie sofort absetzen.

Am 9. 12. 1988 war der Blasendruck viel besser und zeitweise überhaupt nicht mehr vorhanden, auch die Miktionsbeschwerden. Sie bekam jetzt D 500. Die Erscheinungen klangen weiter ab; der Verlauf war noch etwas wechselnd; der Urinbefund steht noch aus. Die Behandlung ist noch nicht abgeschlossen.

Lösung Fall 204: Nur 3 Karten waren nötig (alle von mir ergänzt):
x 405 Blase Völlegefühl nach Harnlassen
x 1195 Harn geht ab beim Niesen und
x 956 Gesäß schmerzt.

Einziges Mittel ist **Sabal serrulata**.

Fall 205: Der jetzt 67jährige P. V. ist mager, im Verhalten und in der Kleidung sehr korrekt, etwas schwerhörig und weitschweifig im Erzählen. Früher rauchte er.

Neulich wurde ihm, so sagte er mir am 15. 12. 1989, im Auto plötzlich schwindlig, er mußte „rechts ran", es dauerte nicht lange. Er fürchtet, mit Recht, daß sich das wiederholen könnte. Er war auch schon einmal ohnmächtig. Er fühlt sich oft etwas „dusselig".

Als er sich zur Untersuchung auszieht, sehe ich, daß er zwei Unterhemden anhat. Nein, er friert nicht, aber er fürchtet, daß er nicht warm genug angezogen sein könnte. „Man kann nie wissen". V. ist allgemein verspannt, der Blutdruck erhöht, der Puls auf 90 beschleunigt, hart und voll. Sonst von seiten Herz und Kreislauf z. Zt. objektiv keine Besonderheiten festzustellen, auch keine reflektorischen Zonen. Es fällt noch auf, daß die Haut überall welk (altersbedingt) und rauh ist und viele feine Schuppen zeigt.

Er bekam ein Mittel in D 200 als einmalige Dosis ein Globuli. Am 6. 1. 1989 war es „bedeutend besser" und er hatte seitdem keine Schwindelanfälle mehr.

Lösung Fall 205: Die Symptomatik sprach für eine Zerebralsklerose.
2365,1 Puls schnell (1376)
2361 Puls hart und voll I 433, 436 (1377, 1378, 1379)
2799 Schwindel plötzlich I 166 (108)
2268 Ohnmacht nur kurz (statt Schwindel kurz) I 20 (14)
1289 Haut rauh II 166 (1327).

Einziges Mittel ist **Secale**.

Was hat die Haut damit zu tun? Sie entspricht hier dem gealterten Allgemeinzustand. Für Secale sind die zerebralen Durchblutungsstörungen charakteristisch.

Fall 206: Eine 43jährige Pfarrhelferin suchte mich am 8. 12. 1988 auf. Sie litt, wie heute so viele, seit 10 Jahren an einem brennenden und stark juckenden Hautausschlag am ganzen Körper. Er war damals erstmalig nach einer Grippe aufgetreten. Es bildeten sich große Pickel und Bläschen, die nach Aufkratzen wässerten. Wegen des Brennens mochte sie sich am liebsten in den Schnee legen. Aber auch nach der Sauna, die sie regelmäßig besucht, juckt es nach 3 Stunden nicht mehr. Nach heißem Duschen brennt es zunächst stärker, dann ist es besser. Auch im allgemeinen tut ihr Wärme gut, da sie viel friert. Der Hautausschlag war mit allerlei Maßnahmen unterdrückt worden, auch Cortisonsalbe fehlte nicht, er kam aber immer wieder. Auch in der Umgebung des Mundes ist er zu sehen.

An *Allgemeinsymptomen* ist noch zu vermerken: eine sehr schmerzhafte, eine Woche dauernde starke Regel mit schwarzen Klumpen, was auf eine Knickung hindeutet, die von ihr auch bestätigt wird. Daraufhin sah ich mir einen Arm an, er war im Ellbogengelenk typisch überstreckbar. Das ist auf Fehlernährung zurückzuführen, der Hautausschlag auch. Sie ist, wie sie sagt, „süchtig" auf Süß, besonders auf Schokolade.

Zur *Vorgeschichte* erfuhr ich noch, daß sie im Alter von 10 Jahren an einer Chorea minor erkrankt und 6 Wochen in einer Kinderklinik isoliert war, danach noch ½ Jahr zu Hause behandelt wurde.

Frühere Erkältungen wurden mit der Sauna weitgehend beherrscht, aber die Nase ist noch nachts verstopft, meist auf der Seite, auf der sie liegt.

Sie bekam sofort das offensichtlich passende Mittel in C 30, 1 Glob., bei Bedarf zu wiederholen.

Schon eine Woche später rief sie an: „Es ist schlimmer geworden! Es brennt am ganzen Körper! Es ist nicht mehr auszuhalten!" D 30 wurde abgesetzt und ich schickte ihr ein Glob. D 200 desselben Mittels.

Am 23.12. war der Ausschlag besser, wanderte nach distal, und am 5.1.1989 war alles abgeblaßt, sie sagte, „es ist wie ein Wunder!"

Lösung Fall 206: Nehmen wir als Allgemeinsymptom, als Grundlage:
3173 Wärme, Mangel an I 462 (1357) – dazu
2408 Regel lange III 765 (724)
 937 Gelenke schwach II 510 (1164) und
2187 Nase einseitig zu III 184 (360).

Dazu die hervorstechenden Hautsymptome:
1244,2 Hautausschlag Bläschen brennend II 174 (1299) und
1245,1 Hautausschlag Bläschen juckend II 175 (1299),

dann haben wir Sulfur und **Mezereum.**

Sulfur für die Hautsymptome aber nur im 1., Mezereum im 2. Grad. Dazu passen auch die Symptome „Folgen unterdrückter Hautausschläge" und „Mund Umgebung Ausschlag" (Karten 1266 und 2120,1).

Fall 207: Eine 22jährige Frau litt seit 5 Jahren an anfallsweise auftretenden krampfartigen Bauchschmerzen nach dem Essen mit Übelkeit und Aufstoßen, so daß sie sich krümmen muß. Wärmeflasche lindert. Nach Stuhlentleerung ist es jedesmal besser. Besonders schlimm ist es, wenn sie viel gegessen hat. Fette Speisen werden am schlechtesten vertragen. Auch einengende Kleidung stört sehr.

Sie bekam gleich ein Körnchen D 200. Nach zwei Wochen war es gut und ist seither gut geblieben.

Lösung Fall 207: Es gehört kein großer Scharfsinn dazu, um hier auf **Colocynthis** zu tippen. Oder wollen wir uns überzeugen?
284 Bauchschmerz anfallsweise III 541/542 (565)
298 Bauchschmerz krampfend, beugen vowärts bess. III 580 (585)
326 Bauchschmerz nach Stuhlgang besser III 548, 582 (566, 584) und
336 Bauchschmerz Wärme bessert III 549 (566).

Das Leiden bestand schon 5 Jahre. Aber auch Colocynthis ist ein Antipsorikum.

Fall 208: Eine 37jährige Frau klagte über Schwindelanfälle. Dabei besteht wiederholt eine Neigung, nach rechts zu fallen. Bei sonnenwarmem Wetter ist es schlimmer, im Liegen besser. Neurologisch ergab sich kein krankhafter Befund; es bestanden auch keine labyrinthären Störungen. Es handelte sich um eine orthostatische Kreislauflabilität.

Auf ein Korn D 200 wurde es gut und ist seither gut geblieben.
Die Lösung dieses Falls ist sehr einfach.

Lösung Fall 208:
2801 Schwindel nach rechts fallend I 159, 160, 166 (106, 108, 110)
2816 Schwindel Wärme Sonne I 169 (109) und
2792 Schwindel liegend besser I 164 (107)

ergeben eindeutig **Aconit**.
Brauchen wir dazu einen Computer?

Fall 209: *A. Sch.* aus *H.*, damals 75 Jahre alt, klagte über stechende Schmerzen in der linken Schläfe, Schwindel, Gedächtnisschwäche und Benommenheit. Er litt außerdem an grauem und grünem Star. Der Puls fühlte sich hart an.

Er bekam C 30, an den beiden nächsten Tagen zu wiederholen.

Nicht lange danach hörte ich, daß er „sehr zufrieden" war, jedenfalls was die Kopfschmerzen betraf. Die Zerebralsklerose konnte naturgemäß nicht beeinflußt werden.

Lösung Fall 209: Das war **Spigelia.**

1777	Kopfschmerz Schläfe linke stechend I 355 (210)	
2361	Puls hart I 433, 436 (1377, 1378, 1379)	
378,1	benommen I 15/16 (11/12)	
2911	Star grauer III 22 (276)	
2912	Star grüner III 25 (253, 276).	

Fall 210: Eine 49jährige Frau kam am 10. 3. 1989 und klagte über ständig sich wiederholende Schwindelzustände. Sie wird nachts davon wach; auch morgens beim Aufwachen treten sie auf. Zunächst rauscht es im linken Ohr. Dann dreht sich plötzlich alles wie „im Karusell"; wenn sie aufsteht, verliert sie das Gleichgewicht. Es erstreckt sich vom Scheitel bis zum Nacken ein sonderbares Gefühl, dabei bricht ihr der Schweiß aus und es ist ihr, als wenn die Haare sich hochstellten. Es kommt ganz plötzlich und nur im Liegen. Wenn sie aber aufsteht, wird ihr übel. Dabei wird ihr abwechselnd heiß und eiskalt. Im Nacken wird ein Druck empfunden.

Die Zustände traten seit Juni vorigen Jahres immer wieder auf. Damals waren sie von Heuschnupfen und Husten begleitet. Eingehende Untersuchungen hatten keinen organisch krankhaften Befund zutage gefördert. Aber auch von einer psychischen Belastung oder Störung ist ihr nichts bekannt.

Zur *Vorgeschichte* war nur eine Gallenoperation 1969 und ein „Brechdurchfall" zu erwähnen.

Neurologisch ergab sich kein krankhafter Befund. Der Puls ist mit 84/min beschleunigt, der Blutdruck beträgt hier 155/75 mm RR. Sie bekam ein Glob. eines Mittels in C 30.

Am 31. 3. rief sie an und sagte, daß der Schwindel sich nur noch andeutete.

Am 12. 5. 1989 stellte sie sich wieder vor: „Es geht mir blendend! Alles ist weg! Kein Schwindel mehr."

Lösung Fall 210: Hier sind die Art des Schwindels und seine Begleitsymptome wahlanzeigend:

Karte
x 2799 Schwindel plötzlich *KK* I 166 (*EK* 108)
x 2814 Schwindel mit Übelkeit I 170 (110)
  2291 Ohrgeräusch bei Schwindel III 122 (301) und
x 2287 Ohrgeräusch links III 119 (300).

Einziges Mittel ist **Acidum salicylicum**.

Es wird bestätigt durch x 2775 Schwindel drehend, x 2365,1 Puls schnell und x 1361 Heuschnupfen. Für diese Symptome steht Ac-sal. nicht im *Kent* und wurde von mir ergänzt (Kennzeichnung mit x). Ebenso „liegen schl." für „Schwindel liegend".
Ac-sal. ist wenig geprüft, ist für den Ménièreschen Symptomenkomplex aber typisch.

Fall 211: Am 12.9.1988 kam ein 64jähriger Mann wegen eines Morbus Ménière. Auch hier kam es wiederholt zu Anfällen von Drehschwindel mit Ohrensausen und Erbrechen. Die Anfälle kamen schlagartig und dauerten nur 10 bis 20 Sekunden. Dabei bestand Fallneigung nach links oder vorwärts. Danach kam es zu Schweißausbruch. Es besteht Schwerhörigkeit. Im linken Ohr wird ein Druckgefühl, Ohrgeräusch und Pulsieren während der Anfälle empfunden. Die linke Ohrmuschel schmerzt. Es ist ihm, wie wenn das Blut im Ohr stockt.

Zum ersten Mal trat dieser Zustand 1985 auf. Ein Anlaß oder eine Ursache ist nicht bekannt. EKG und EEG hatten kein positives Ergebnis. Andere Befunde wurden mir nicht bekannt. Von seiten des Ohrenarztes war eine Innenohrschwerhörigkeit festgestellt worden. Medikamentös bekam er damals Vasomotel, Vertigo und Vomex, aber ohne ersichtliche Wirkung.

Allgemein fühlt er sich ermüdbar und wie benommen. Merkwürdigerweise konnte er aber Kanufahrten im Wildwasser in Kanada ohne Schwierigkeiten durchführen. 1987 machte er eine Kur in Bad Kissingen. Dort erfolgte ebenfalls eine ohrenärztliche Untersuchung, aber nur mit demselben Ergebnis; eine Ursache des „Ménière" wurde nicht gefunden.

Wohl gab es familiäre Belastungen. Die Ehefrau war depressiv. Vor 2 Jahren war die Mutter gestorben.

Zur *Vorgeschichte* ist nur zu erwähnen: eine zweimalige Iritis vor 26 Jahren, außerdem eine Leukozytose unbekannter Herkunft von 37 400, die später auf 26800 zurückging. Ein maligner Prozeß konnte ausgeschlossen werden.

Er nimmt jetzt keine Medikamente mehr. Er besucht regelmäßig jede Woche die Sauna und fühlt sich wohl dabei.

In Südfrankreich im Oktober 1988 ging es ihm „hervorragend", aber dann kamen die Anfälle wieder.

Neurologisch ergab sich keine Gangstörung, auch kein positiver Romberg, nur anfangs ein fraglicher drehender Nystagmus. Die Haut weist zahlreiche Sommersprossen und viele kleine roten Flecken auf. Die Stirn ist in der Mitte gerötet, die Zunge leicht zyanotisch.

Lösung Fall 211: Auch wieder ein Ménière, aber ein anderes Mittel war nötig. Zwar hatte auch dieser Mann Anfälle von Drehschwindel mit Ohrensausen und Erbrechen, aber es bestand eine Fallneigung nach links und es war ihm, wie wenn „das Blut im Ohr stockte". Die wahlanzeigenden Symptome sind also:

2793 Schwindel nach links fallend I 100, 159, 165 (105, 107, 110)
2306 Ohr, linkes, schmerzt III 95 (314) und
 415 Blut wie stockend I 1403 (1408).

Einziges Mittel ist diesmal **Zink.**

Zwar fehlen sonst typische Zinksymptome, aber es wird im vorliegenden Fall bestätigt durch 2268 „Ohnmacht kurz" (für „Schwindel kurz"), 378,1 „benommen", 2374 „Pulsieren" und 53,1 „Anämie".

Fall 212: Ein 56jähriger Pfarrer klagte über ständige Müdigkeit trotz guten Schlafes, allgemeine Leistungsminderung und Verstimmung; was er tue oder sage sei „für die Katz". Er wirkt ausgesprochen depressiv, einsilbig, bewegungsarm und langsam. Im Gesicht fällt die gelbliche Verfärbung auf.

Er hatte 1954 eine Gelbsucht durchgemacht und es war eine Leberschwellung festgestellt worden. Kein Alkoholabusus. Sonst war zur *Vorgeschichte* zu erwähnen: eine Rippenfellentzündung 1950, eine Appendektomie und vor 10 Jahren pektanginöse Beschwerden.

Er klagte außerdem seit 2 Jahren über Druckgefühl im Magen, das sich nach Kaffeegenuß verstärkte; nachts um 3 Uhr werde er wach mit

Hungergefühl. Auf fette Speisen kommt Durchfall; sonst besteht der Stuhlgang in „kleinen runden Kugeln", außerdem stinkende Winde.

Im Alter von 12 Jahren hatte er eine Leistenbruchoperation, jetzt bestand ein angedeuteter Leistenbruch rechts.

Öfter habe er Drang zum Wasserlassen, es komme dann aber nur wenig Urin; das ist seit 2 Jahren so, die Prostata wurde aber als „normal" befunden.

Der Magen ist tympanitisch, er muß oft unangenehm aufstoßen; Wein wird nicht vertragen. Früher schwitzte er viel, jetzt nur sehr wenig. Die Leber ist fingerbreit unter dem rechten Rippenbogen zu tasten. Die Pulsfrequenz beträgt nur 60/Min. Am Rumpf fallen auf der Haut zahlreiche braune Flecken („Muttermale") und viele kleine Warzen auf. Die Zunge ist gelblich verfärbt mit abgegrenzten roten Rändern.

Außer Aussprache und diätetischer Beratung bekam er ein Mittel in D 200, bei Bedarf zu wiederholen.

Nach 5 Wochen stellte er sich wieder vor. Es ging ihm jetzt subjektiv und objektiv wesentlich besser, er wirkte auch frischer und lebendiger. Die Behandlung ist noch nicht abgeschlossen.

Lösung Fall 212: Die berufliche Verdrossenheit dieses Pfarrers ist verständlich. Und doch konnte sein Allgemeinzustand soweit gebessert werden, daß er mit den widrigen Umständen besser fertig wurde, obwohl er durch die früher durchgemachte Hepatitis (höchstwahrscheinlich war es eine) vorbelastet war. Zunächst war er depressiv und einsilbig. Auffallend waren seine zahllosen kleinen Warzen. So haben wir als wahlanzeigende Symptome:

3244 Wortkarg I 76 (52/53, 66)
3186,2 Warzen kleine II 170 (1334) dazu
1927 Leberschwellung III 536 (603, 606) und
2362 Puls langsam I 434 (1378) sowie
2132,1 Muttermale II 165 (1326); nehmen wir noch dazu:
 378 Beleidigung schl. I 25 (11),

dann ergibt sich nur **Acidum nitricum.**

Ac-n. wird bestätigt durch die Symptome 3234 Winde stinkend, 3129 Verstopfung spastisch, 1175 Harndrang erfolglos — alle drei für Ac-n. im dritten Grad! — und 3320 Zungenränder rot, 1303 Haut untätig, 716

Fett schl. (hat Pulsatilla auch), 394 Bewegung ungern und 1522 Kaffee schl.

Für Ac-n. ist wesentlich die Schwäche und nervöse Empfindlichkeit. Auch das gelblich verfärbte Gesicht (Leberschaden) paßt dazu.

Fall 213: Ein 9jähriger Junge wurde mir am 11. 10. 1988 von den Eltern gebracht wegen eines Asthmaleidens. Auch die Mutter der Mutter und deren Vater litten an Asthma.

Der Junge war eine Frühgeburt. Er konnte nicht gestillt werden. Als Säugling litt er an Keuchhusten und war danach zweimal wegen Lungenentzündung im Krankenhaus. Seitdem endet jeder Infekt mit Asthma. Außerdem machte er Scharlach durch und bekam Penicillin. Wegen der asthmatischen Beschwerden muß er ständig Pirem inhalieren. Der Appetit ist schlecht.

Es beginnt jedesmal mit Schnupfen, dem Husten folgt. Er muß dann nachts aufrecht sitzen. Der Auswurf ist zäh und schwerlöslich. Er ist sehr schwierig und will immer etwas Neues haben.

Er bekommt C 30, nach 3 Tagen zu wiederholen, und nach einer Woche C 200.

Bald darauf rief die Mutter an: „Das ist eine sehr schöne Sache! Kein Asthma mehr!"

Lösung Fall 213: Es ergibt Karte
114 Asthma Kind III 333 (767)
1923 launenhaft I 69 (48)
242 Auswurf zäh III 413, 414 (818, 823/824) und
2599 Schnupfen absteigend III 182 (356)

Ipecacuanha mit 3 Symptomen im 3. Grad. (Nux vomica, überall nur im 1. Grad, fällt dagegen nicht ins Gewicht, abgesehen davon, daß dafür charakteristische Symptome fehlen.)

Fall 214: Eine 48jährige Frau klagte am 9. 1. 1989 über allgemeine Schwäche, Leistungsunfähigkeit und Unruhe. Besonders morgens fühlt sie sich sehr elend. Ihr Gesicht sei dann manchmal wie aufgequollen. Noch schlimmer sei es im Herbst, wenn es trübe und dunkel wird. Sie müsse dann immer etwas essen. Sie war noch nicht darüber hinweggekommen, daß sie sich vor 10 Jahren scheiden lassen mußte und vor einiger Zeit auch eine neue Beziehung zerbrach. Körperlich klagt sie u. a. auch über zeitweilige Doppelbilder. Es bestand ein linksseitiger Strabismus convergens unklarer Ätiologie.

Sie bekam ein Glob. D 200.

Schon am 3.2.1989 rief sie an, es gehe ihr wesentlich besser. Auch die Doppelbilder seien verschwunden.

Lösung Fall 214: Diese Frau war noch nicht über ihre Scheidung hinweggekommen, und daß danach auch die Beziehung mit einem neuen Partner in die Brüche ging. Es bestand immer noch eine massive Depression. Besonders schlecht fühlte sie sich morgens und im Herbst. Charakteristisch ist die vorübergehende Erleichterung durch Essen als Ersatzbefriedigung. Auffallend auch der zeitweilige Strabismus.

1907 Kummerfolgen I 66, 151 (9, 47)
2103 morgens I 487 (1336)
2845 sieht doppelt III 20, 76 (277, 283)
x 513 Depression Essen bess. (von mir ergänzt)
1319 Herbst schl. I 502 (1353).

Einziges Mittel ist **Aurum.**

Fall 215: Ein 39jähriger Mann klagt seit einer vor ca. 10 Jahren durchgemachten Gonorrhöe über dumpfe Schmerzen in der Blase und Prostata, besonders auch beim Koitus. Beim Wasserlassen ein wundes Gefühl in der Blase. Schlimmer nach 4 Tassen Kaffee. Kälte wird nicht vertragen. Zum Essen liebt er Pfeffer und Maggi, was sich aber auch nicht gut auswirkt. Sonst sind noch zu erwähnen Knacken in den Gelenken, Trockenheit im Mund und Hals und rotfleckige Haut.

Er bekam ein Glob. C 200, das nach 4 Wochen wiederholt wurde und nochmals nach 2 Monaten.

Schon nach der ersten Gabe waren die Schmerzen zu manchen Zeiten geringer, nach der zweiten Gabe waren sie vergangen und seitdem hat die Besserung angehalten.

Lösung Fall 215: Dieser Mann hatte vor Jahren bei der Bundeswehr eine „Go" durchgemacht. Seitdem hatte er Beschwerden von seiten der Blase

und der Prostata. Wer denkt da nicht an Medorrhin? Sehen wir nach, ob das stimmt. An Allgemeinsymptomen haben wir:
  930   knackende Gelenke II 478 (1009)
  x 2578,4 Schleimhäute trocken (von mir ergänzt)
  1292 Haut rotfleckig II 153/154 (1332/1333)
  x 2506 scharf gewürzt Verlangen (von mir ergänzt, 6. Auflage).

An Lokalsymptomen:
400,1 Blase Entzündung III 685/686 (649)
2356,1 Prostata Schmerz (672, 673)

verschlimert durch
1527 Kälte I 503 (1355) und
1522 Kaffee I 513/514 (1369).

Einziges Mittel ist nicht Medorrhin, sondern **Capsicum.**

Fall 216: Ein 49jähriger Mann klagte am 17.3.1989 über durch Erkältung bedingte Beschwerden mit Halsschmerzen beim Schlucken und Schmerzen im rechten Ohr. Der Rachen ist gerötet und verschleimt, die Haut feucht von Schweiß. Wie seine Frau sagte, schnarcht er nachts. Es bestehen Kopfschmerzen, mal links, mal rechts. Die rechte Tonsille war von außen druckschmerzhaft.
   Er bekam D 200, 3 Tage nacheinander morgens nüchtern je ein Glob. zu nehmen.
   In kurzer Zeit waren die Erscheinungen verschwunden und am 26.5. sagte er: „Ich bin gesund!".

Lösung Fall 216: Also eine Angina. Wir denken unwillkürlich an Mercur, Belladonna, Lachesis, Hepar sulfuris u.a.
   Es lohnt sich immer, die Mandeln von außen her neben dem Schildknorpel abzutasten. In diesem Fall war nur die rechte druckschmerzhaft. Auch das rechte Ohr schmerzte, und zwar nicht nur beim Schlucken. In auffallendem Gegensatz dazu standen die Kopfschmerzen, die unerklärlicherweise wiederholt die Seite wechselten. Der gerötete Rachen ist bei einer Angina ja nicht ungewöhnlich. Gegen Belladonna spricht aber die Schleimansammlung.

Fassen wir nun die auffallenden Symptome zusammen, dann haben wir die Karten:
2077 Mandelentzündung rechts III 275, 285, 289 (457, 466)
2210 Ohr, rechtes, schmerzt III 95 (314)
1794 Kopfschmerz seitenwechselnd I 284 (156) und
2597 Schnarchen III 345 (772).

Hieraus ergibt sich außer Belladonna nur **Lac caninum**.

Für Lac-c. ist der wiederholte Seitenwechsel charakteristisch. *Mezger* schreibt, daß die Prüfungen Seitenwechsel nur für Kopfschmerzen ergeben haben, der Seitenwechsel aber erfahrungsgemäß auch auf alle anderen Symptome übertragen werden konnte. Ersetzen wir die Karte 1794 „Kopfschmerz Seitenwechsel" durch 2824 „Seitenwechsel" — beide haben Lac-c. im 3. Grad — dann ist Lac-c. sogar das einzige Mittel.

Fall 217: Eine 37jährige Frau klagte seit der Geburt ihrer jetzt 10jährigen Tochter über periodische migräneartige Kopfschmerzen mit Erbrechen und vorheriger Sehstörung. Es klopft dann wie mit einem Hammer auf den Kopf. Am schlimmsten ist es vor und nach, aber nicht während der Regel. Die Regel kommt nur alle 34 Tage. Die Schmerzen kommen „von hinten rauf", mal rechts, mal links. Sie beginnen langsam und schwellen langsam wieder ab. Kalte Umschläge tun ihr gut. Im übrigen aber friert sie immer viel. Sie gibt noch Schwindel an beim Umdrehen im Bett. Während der Kopfschmerzen kann sie nichts essen. Manchmal hat sie auch Durchfall dabei. Vor Beginn der Kopfschmerzen ist die Nase verstopft. Das Gesicht wirkt stark verspannt. Am linken Unterschenkel bestehen Krampfadern. Nase, Hände und Füße sind feucht und kalt. Oft leidet sie an Mittelohrentzündungen. Auch die linke Kieferhöhle ist betroffen. 1971 wurde eine Toxoplasmose festgestellt. Sonst ergaben sich zu Vorgeschichte und Befunden keine Besonderheiten.

Sie bekam ein Glob. D 200, bei Bedarf zu wiederholen, was aber nicht notwendig war.

Das war am 18.5.1989. Am 2.6.1989 rief sie an: Sie hatte noch zweimal die Sehstörung (Flimmern, gelesene Zahlen bewegten sich „wie ein Film") gehabt, aber keine Kopfschmerzen mehr, und wunderte sich darüber.

13.7.1989: nochmals kurze Sehstörung mit nachfolgenden Kopfschmerzen und Erbrechen und verstopfter Nase.
14.8.1989: keine Sehstörungen und keine Kopfschmerzen mehr.

Lösung Fall 217: Oft kommen Patienten mit der Diagnose „Migräne". Glauben Sie ihnen das nicht! Ich frage dann: Auf welcher Seite sind denn die Kopfschmerzen? Migräne ist ja, wie der Name sagt, ein halbseitiger Kopfschmerz. Ein einseitiger Kopfschmerz infolge einer Sinusitis frontalis ist aber noch keine Migräne. Auch Periodizität und Erbrechen beweist noch keine echte Migräne. Erbrechen weist oft auf gastrische Ätiologie hin. Außerdem war im vorliegenden Fall der Kopfschmerz nicht einseitig. Auffallend allerdings die vorherige Sehstörung. Auch die verstopfte Nase vor Beginn der Kopfschmerzen ließ aufhorchen. Sie veranlaßte mich, die Extremitäten anzufühlen. Es stimmte: Hände und Füße waren feucht und kalt. Es bestand also eine (unspezifische!) Immunschwäche. Die *Vorgeschichte* bestätigte das: wiederholte Mittelohrentzündungen; auch die linke Kieferhöhle war in Mitleidenschaft gezogen. Typischerweise fror die Patientin immer. Der chronische Infekt hatte eine vermehrte Durchblutung im Kopf zur Folge. Deshalb wurden kalte Umschläge als angenehm empfunden. Die chronische Rhinitis — denn die lag vor — verlangte, für warme und trockene Füße zu sorgen. Das geschieht am besten durch warme Sandbäder, die sich sehr bewährt haben. Die vegetativen Störungen und die (symptomatische) „Migräne" verschwinden dabei noch nicht. Nehmen wir die vorherrschenden Symptome:

1727 Kopfschmerz klopfend I 294, 330, 334 (139, 145, 168)
2871 sieht trüb vor Kopfschmerzen III 74 (294)
2776 Schwindel beim Drehen im Bett I 158 (103) und
x 1769 Kopfschmerz nach der Regel (von mir ergänzt) —

mehr Symptome brauchen wir zunächst nicht — dann ist einziges Mittel **Lac defloratum.**

Es wird bestätigt durch die Symptome Erbrechen bei Kopfschmerz, Besserung der Kopfschmerzen durch kalte Umschläge, Kopfschmerz (auch) vor der Regel, späte Regel, Frostigkeit, langsames An- und Abschwellen der Kopfschmerzen und die Durchfälle. Und wenn wir nun im *Kent* noch die Rubrik „Erkältungen" (unter „Allgemeines, Kälte") nachschauen, dann finden wir dabei auch Lac-d.

Fall 218: Eine 45jährige Frau mit einem schweren, jahrelangen Asthmaleiden — es bestand seit 26 Jahren! — empfand nach vergeblichem Einsatz verschiedener Mittel — auch Nux vomica half nicht — erstmalig für längere Zeit wesentliche Erleichterung nach Einnahme eines Mittels in C 30 am 13.3.1989, das im April wiederholt wurde: auch Medikamente konnten deutlich reduziert werden.

Die vorherrschenden Symptome sind nächtliche Husten- und Erstickungsanfälle aus dem Schlaf heraus mit Cyanose und Schwellung des Gesichts.

Lösung Fall 218: Ein seit 26 Jahren bestehendes Asthmaleiden ist schwer zu beeinflussen. Mehrere „Konstitutionsmittel", nacheinander eingesetzt, halfen nicht. Vielleicht waren sie doch falsch gewählt? Also sieht man sich den Fall nochmals ganz genau an. Was kommt beim Repertorisieren heraus? Immer wieder „große" Mittel — wenn wir dazu neigen, zu viele Symptome heranzuziehen. Also auf das Notwendigste beschränken. Und nun ergibt sich etwas anderes. Und das hilft. Wohlgemerkt: diesmal ohne sonstige Behandlung wie physikalische oder diätetische Maßnahmen. Es bringt für längere Zeit wesentliche Erleichterung. Zum ersten Mal. Wir müssen fragen: nein, früher war es noch nie so lange Zeit verhältnismäßig gut, so daß die allopathischen Medikamente reduziert (nicht weggelassen) werden konnten. Wie lange der Erfolg anhielt? Wer werden sehen. Nötigenfalls muß das Mittel in höherer Potenz wiederholt werden.

Auch hier gaben diesmal die Lokalsymptome den Ausschlag, die vorherrschenden und die auffallenden:

1427 Husten erstickend III 378 (789)
x 979 Gesicht blau bei Husten
138 Atemnot im Schlaf III 340, 350 (770, 777)
x 115 Asthma nachts
1033,1 Gesicht Schwellung II 113 (392).

Außer Nux vomica, das wie gesagt nicht wirkte, ergibt sich nur **Sambucus.**

Es konnte nur dadurch gefunden werden, daß Nr. 979 und 115 für Samb. von mir ergänzt wurden, da zu diesen Symptomen Samb. nicht im *Kent* steht. Sambucus ist u.a. als Asthmamittel bekannt. Auch der von ihm bewirkte Brechdurchfall steht nicht im Repertorium.

Fall 219: Ein 53jähriger Mann kam am 7.6.1989 mit deutlichem ständigen Augenzwinkern, das seit Herbst 1987 bestand und ihn sehr belästigte. Der Augenarzt fand natürlich nichts, auch der Neurologe nicht. Es war schlimmer, wenn er sich bei etwas konzentrieren mußte; früher Fliesenleger, war er jetzt bei einer Oberfinanzdirektion beschäftigt. Artane, Limbatril und andere Medikamente zeigten keinerlei Wirkung. Wenn er sich psychisch unter Druck fühlt, spürt er ein Zusammenziehen über der Nasenwurzel. Er hat auch Kummer, sein Sohn hat eine Freundin, die jetzt schwanger ist. Außerdem fürchtet er in seiner jetzigen Tätigkeit seinen Vorgesetzten. Er ist Weintrinker und die ausgestreckten Finger zittern ein wenig. Auch die herausgestreckte Zunge zittert und ist bläulich verfärbt, mit dunkelrotem Rand. Es besteht Blutandrang zum Kopf, der sich beim Bücken verstärkt. Nachts schnarcht er. Warm duschen ist ihm unangenehm.

Zur *Vorgeschichte* ist zu sagen, daß er 1965 an Tuberkulose erkrankt war (inzwischen ausgeheilt) und 1985 eine Hepatitis durchmachte.

Als er 9 Jahre alt war, das war nach dem Krieg, ging er mit seiner Mutter auf einen Waldspaziergang; sein Bruder war dabei und trat auf eine Mine — tot! Die Mutter verlor dabei ein Auge. Den Schreck hat er nicht vergessen. Es ist ihm, als ob er immer noch den Knall hört. Möglicherweise datiert von daher das Zucken im Gesicht. Psychotherapie half nicht. Er bekam ein Glob. C 200.

7.7.1988 — die Tochter war da und sagte, es sei gut gewesen, dann kam es kurz wieder. Nochmals C 200.

14.7.1988: das Zucken hat fast aufgehört. Er bekam D 500, nur bei Verschlimmerung zu nehmen. Seit dem 18.8.1988 habe ich nichts mehr gehört.

Lösung Fall 219: Ein harmloses psychogenes Augenzwinkern — nicht der Rede wert? Der Patient war anderer Meinung, es belästigte ihn ständig. Ein Ereignis ragte in der Vorgeschichte heraus: der schwere Unfall durch die Minenexplosion! Wir haben also:
2613 Schreckfolgen I 87 (60)
1040 Gesicht Zucken II 110, 118 (379, 404)
3188 Wein schl. I 528 (1414)
2597 Schnarchen III 345 (772)
3165 Wärme schl. I 526 (1413)
3299 die bläuliche Zunge III 250 (435).

Einziges Mittel ist **Opium.**

Charakteristisch dafür ist die venöse Kongestion. Dazu paßt das Zittern und die Verschlimmerung durch geistige Anstrengung. Opium ist auch ein Hauptmittel gegen Schreckfolgen, und zwar gegen solche ganz besonderer Art: Es war dem Mann, „als wenn er immer noch den Knall hörte". Anderwärts lesen wir, es sei ihm, als wenn er das Schreckensbild immer noch vor Augen hätte. Das ist Opium.

Fall 220: Ein 70jähriger Mann kam am 17.1.1986 mit der Angabe, seit 1975 an Heuschnupfen zu leiden, immer von März bis Mai. Es kommt dann zu heftigem Schnupfen, die Nase läuft, die Tränen fließen, die Augen sind gerötet und brennen, er muß „zwanzigmal" hintereinander niesen. Kühlung ist angenehm, aber der Schnupfen ist draußen schlimmer.

Er bekam ein Glob. D 200, am 27.3. wiederholt. In dem Jahr sind keine Heuschnupfensymptome aufgetreten. Am 1.6.1989 hörte ich von seiner Frau, daß es seither nicht mehr zu Heuschnupfen gekommen ist.

Lösung Fall 220: Es wird behauptet, ältere Menschen seien weniger reaktionsfähig und reagierten deshalb nicht gut auf Hochpotenzen. Die Erfahrung lehrt uns das Gegenteil! Auch diesmal: ein seit über 10 Jahren bestehender Heuschnupfen verschwand auf das richtige Mittel, bei immerhin 3jähriger Beobachtungszeit. Die Symptome waren typisch:

2609 Schnupfen wässrig III 168, 171 (333, 335)
3006 Tränen bei Schnupfen III 30 (278)
2603,1 Schnupfen naß draußen III 172 (353)
1528 Kälte bessert I 504 (1355)
x 170 Bindehautentzündung (ergänzt)
x 2230 Niesen anhaltend.

Das Mittel ist **Sabadilla**.

Jahr für Jahr überschwemmt uns eine Flut von Allergien. Die meisten Patienten kommen schon mit dieser Diagnose. Hautkrankheiten, Asthma und Heuschnupfen sind unser täglich Brot geworden. Angeschuldigt werden − sicher großenteils mit Recht − die immer mehr um sich greifenden Umweltschäden, die laufende Vergiftung von Luft, Wasser, Boden und Nahrung.

Was können wir da tun? Ich sage den Patienten: Die Einflüsse der Umwelt kann man zwar nicht abstellen, das gilt auch für die seelisch-geistigen Belastungen im familiären und beruflichen Bereich. Auch das Wetter kann man (noch!) nicht beeinflussen. Zur Allergie zeigen mir die Leute lange Listen von Testergebnissen. Das ist alles nutzlos. Wenn wir die Welt verändern wollen, müssen wir bei uns selbst anfangen. Wir müssen *uns* in Ordnung bringen, uns widerstandsfähig machen gegen schlechte Einflüsse, daß wir mit all dem besser fertig werden. Die Erfahrung zeigt, daß es möglich ist. Dazu gehört eine vernünftige Lebensweise und — das passende homöopathische Mittel.

Fall 221: Ein 11jähriger Junge wurde am 26.4.1985 von seiner Mutter gebracht. Wieder ein Fall von Heuschnupfen. Dabei schwillt die Umgebung der Augen an, die Nase ist im warmen Zimmer verstopft, wird wund, es bestehen Kopfschmerzen im Bereich der Nasenwurzel, er muß seit 4 Jahren immer mehrmals hintereinander niesen, ganz besonders morgens, im Mund hat er einen süßlichen Geschmack, die Augen tränen. Im Hals ist es ihm, wie wenn Staub drin wäre. Schläfen beiderseits sind druckschmerzhaft, die Unterkieferwinkellymphdrüsen sind angeschwollen, die Hände und Füße feucht und kalt.

Er bekam ein Glob. C 30. Dann habe ich vorerst nichts mehr gehört.

Am 13.10.1989 kam er aus einem anderen Grund wieder in Begleitung der Mutter. Der Heuschnupfen war seither „wesentlich besser".

Lösung Fall 221: Da haben wir schon wieder so eine „Allergie". Aber „Heuschnupfen" ist nur eine Krankheitsdiagnose. Das reicht zur Mittelwahl nicht aus, wenn sie auch Sabadilla im 3. Grad hat. Auch die Angabe „morgens" ist zu allgemein. Die Rubrik „niesen morgens" hat Sabadilla nicht. Dazu das Niesen mehrmals hintereinander. Bleiben wir bei der Nase. Sie ist wund und verstopft. Auffallend der Mundgeschmack. Wir haben also:

2232,1   Niesen morgens III 174 (345)
2230   Niesen anhaltend III 175 (345)
2610 Schnupfen wundmachend III 172 (336)
2221   Nase zu im warmen Zimmer III 179, 185 (354, 360) und
2113   Mundgeschmack süßlich III 196 (415).

Einziges Mittel ist **Cepa**, und das, obwohl nur Lokalsymptome herangezogen wurden. Eine einzige Dosis genügte, ohne „Konstitutionsmittel", um ein jahrelanges Leiden zu bewältigen. Trotz unveränderter Umwelt. Auch „Kopfschmerz Nasenwurzel" paßt dazu. Ungeachtet aller Testergebnisse.

Fall 222: Eine 36jährige Frau klagte über häufige Schwächeanfälle. Sie kann dann nicht mehr denken oder sprechen, vor den Augen ist ihr „schwummrig", Arme und Beine sind wie lahm, in den Fingerspitzen kribbele es, sie muß sich hinlegen. Sie kann dann nicht gut atmen, es sei, als wenn sie einen Kloß im Hals hätte, in der Stirn hat sie ein eigenartiges Druckgefühl, das schwer zu beschreiben ist. Der Puls ist schwach. Vor 2 Jahren war sie schon einmal „umgefallen". Zu erwähnen ist nur noch eine zu starke Monatsblutung, die aber kein außergewöhnliches Ausmaß erreichte. Ärztlicherseits hatte man ihr gesagt, ihr Hormonhaushalt sei nicht in Ordnung. Kein psychisches Trauma.

Sie bekam ein Glob. D 200. Schon 2 Tage später rief sie an, der Kopf sei jetzt viel freier, und sie fragte interessiert, was für ein Mittel das denn gewesen sei.

Lösung Fall 222: Die Kollapszustände der Frau sind genauer charakterisiert: sie konnte nicht mehr denken und sprechen. Das ist nicht „Sprachlähmung" oder „Sprechen schwierig", sondern ging sozusagen von einer Art Lähmung des Denkens aus. Nehmen wir dazu die anderen Symptome, dann haben wir

1606	Kollaps	I 417 (1357)
913,1	Gedankenschwund	I 52 (36)
1045	Glieder wie lahm	II 392/393, 499 (1022, 1024)
2370	Puls schwach	I 435 (1378)
141,1	Atmung behindert	III 342 (768)
1085	Hals innen wie Kloß	III 272 (460) und
2422	Regel stark	III 756/766 (726).

Das Mittel ist **Cannabis indica**.

Typisch dafür ist ein schwer zu beschreibendes Empfinden, diesmal in der Stirn.

Kent schreibt: der Patient ist müde, fällt hin, will Ruhe, kann keinen Gedanken fassen, kann nicht sprechen, hat ein eigenartiges Gefühl, der Kopf ist schwer, die Glieder wie lahm.
Die psychotischen Symptome haben hier gefehlt. Die Patientin hat auch nicht Haschisch geraucht. Sie hatte auch kein besonderes psychisches Trauma erlitten. Ihr „Hormonhaushalt" scheint jedenfalls wieder in Ordnung gekommen zu sein.

Fall 223: Eine 30jährige Frau klagte über einen seit 14 Jahren bestehenden „Pilz" der Scheide, der trotz aller Maßnahmen nicht heilen will. Es juckt sehr, besonders beim Ausziehen, sodaß sie sich wund reiben muß. Sie will es aber nicht zeigen, weil sie sehr religiös ist. Da sie viel sitzen muß, schmerzt der After. In warmer Luft, besonders in Zigarettenrauch, fühlt sie sich nicht wohl, die Luftwege sind dann wie roh. Auch vor der Regel fühlt sie sich schlechter. Früher: Polypen. Kreosot half nicht.
Dann überwindet sie sich und sagt zögernd, daß sie beim Reiben Libido empfindet. Auf das nun richtige Mittel, 1 Glob. D 200, fühlt sie sich „wunderbar" und auch das Jucken hört auf, so daß sie nachts Ruhe hat.

Lösung Fall 223:
2514 Scheide juckt mit Libido III 756 (720, 723)
2524 Scheide wund III 798 (741)
1511 Jucken beim Ausziehen II 147 (1323)
  38 Afterschmerz beim Sitzen III 636 (624)
2390 Regel vor schl. I 511 (1367)
3172 Warme Luft schl. I 527 (1413)
2006 Luftwege wie roh II 285 (860)
2982 Tabak schl. I 525 (1410) und
2350 Polypen I 432 (1376).

Einziges Mittel ist **Staphisagria.**

Fall 224: Eine 60jährige Frau wurde mir im August vorigen Jahres überwiesen wegen ständigem Erbrechen und dauernder Übelkeit, besonders der Geruch von gekochtem oder gebratenem Fleisch ist ihr unangenehm.

Sie hat keinen Appetit, fühlt sich gebläht und hat viel Durst. Kaffee muß sie erbrechen. Nach Erbrechen fühlt sie sich wohler, aber Übelkeit und Appetitlosigkeit halten an. Oft wird ihr schwarz vor Augen. Kühle ist ihr meist angenehm. Die Stuhlentleerungen sind manchmal wässrig. Sie klagte noch über pulsierende Kopfschmerzen.

Das Erbrechen bestand seit ca. 2 Jahren nach einer durchgemachten Gelbsucht. Außerdem hatte sie vor Jahren eine Gallenblasenentzündung.

Auf den ersten Blick fällt mir der Blutandrang nach dem Kopf auf und das gedunsene Gesicht. Die Skleren sind subikterisch verfärbt. Die herausgestreckte Zunge zittert und ist grau belegt mit abgegrenzten roten Rändern. Das bestätigt die Vorgeschichte. Es bestand noch eine Gastritis und außerdem lag ein deutlicher Ascites vor.

Zunächst wird die Patientin eindringlich angewiesen, sich nicht zum Essen zu zwingen und ihr die Bedeutung ihrer Übelkeit und des Erbrechens erklärt.

Sie bekam gleich ein Glob. C 30. Außerdem diätetische Anweisungen, besonders abends möglichst kleine Mahlzeiten, am besten nur trockenes Brot, und einzulegende Fasttage.

Am 20.10.1989 war alles gut. Kein Erbrechen mehr, keine Übelkeit, kein übermäßiger Durst, kein Schwindel, normaler Appetit, besserer Schlaf, kein vermehrter Blutandrang mehr nach dem Kopf. Auch der Ascites ist deutlich zurückgegangen.

Lösung Fall 224: Das richtige Mittel springt schon in die Augen. Oder müssen wir uns noch überzeugen?

3040 Übel Essen riechen III 481 (539)
 953 geruchsüberempfindlich III 144 (337)
 629 Erbrechen bessert I 497 (1348)
 346 Ascites III 538 (607)
1033,1 Gesicht Schwellung II 113 (392)
 3320 Zungenränder rot III 252 (436)
 3335 Zunge zittert III 262 (438) und
1528 Kälte bessert I 504 (1355).

Einziges Mittel ist **Colchicum.**

Fall 225: Ein 61jähriger pensionierter Beamter kam am 5.9.1989 mit einer Bronchitis. Morgens fühlt er sich wie benommen und die Brust sei

„zu"; er müsse viel husten, dabei schmerzt die Brust „heimlich" und der Auswurf löse sich nur schwer. Außerdem spüre er eine Spannung in der Kopfhaut, am Hals beiderseits und im Nacken. Beim Drehen des Kopfes schmerzt der Nacken und die Halsseiten. Er fürchtet sehr, ernstlich erkrankt zu sein.

Außer Rasselgeräuschen über der Lunge ergaben sich keine besonderen Befunde. Die Muskulatur im Nacken, Trapeziusrand und der Sternocleidomastoideus sind verspannt und druckschmerzhaft. Keine Lymphdrüsenschwellungen und keine Temperaturerhöhung. Es bestehen bindegewebige Veränderungen in den reflektorischen Lungenzonen.

Er bekam D 12, morgens 5 Tropfen zu nehmen. Schon nach wenigen Tagen wesentliche Besserung.

Lösung Fall 225: Die subjektiven und objektiven Veränderungen in den zugehörigen reflektorischen Zonen sind für Erkältungen dieser Art charakteristisch. Hiervon müssen wir also ausgehen. Nehmen wir dazu die Art des Auswurfs und außer den Lokalsymptomen die allgemeine morgendliche Verschlechterung und die psychische Haltung, dann haben wir:
an Lokalsymptomen
1070 Hals außen Seiten Schmerz III 305, 306 (480, 481)
1072 Hals außen Seiten Spannung III 303 (482)
2164 Nacken Spannung II 297, 310 (947)
1626 Kopfhaut wie zusammenziehen I 234 (244)
 242 Auswurf zäh III 413/414 (818, 823/824)

und die Allgemeinsymptome
2103 morgens schl. I 487 (1336) und
  63 Angst um die Gesundheit I 6/7 (5),

dann ist das einzige Mittel **Scilla.**

Auch hier wieder die einmalige Verbindung von Allgemein- und Lokalsymptomen. Hier war nach Art des Falles von den Lokalsymptomen auszugehen. Mit dem „kleinen" Mittel ist hier zunächst geholfen. Das ist im Lauf einer Praxis oft nötig.

Sollte sich das Leiden aber als chronisch erweisen, dann wäre konstitutionelle Behandlung erforderlich und vom Allgemeinzustand auszugehen.

Scilla ist auch als Herzmittel bei kardialen Ödemen bekannt und hat auch wesentliche abdominelle Symptome mit Erbrechen. Diese Symptome kamen hier nicht in Frage.
Das Bild des vor uns sitzenden Patienten ist, wie wir alle wissen, manchmal außerordentlich kompliziert. Ein großer Wirrwarr von Einflüssen, Faktoren, Ereignissen, Zuständen und Symptomen spielt ineinander. Zudem ist noch dauernd alles in Fluß. Umsomehr gilt es, das Wesentliche im Auge zu behalten. Wir suchen das Konstitutionsmittel. Wenn der Patient eins hat! Es erfaßt dann alles — wenn wir Glück haben. Oder auch nicht. Auf einer Fahrt müssen wir uns ja nach dem Verlauf der Straße richten. Andere Mittel werden nötig. Vielleicht auch mal ein Organmittel. Die Ähnlichkeitsregel leitet uns sicher.

Fall 226: Ein 49jähriger Beamter, der schon länger in meiner Behandlung war, kam wieder am 5.1.1990. Er klagte jetzt über große Schwäche, geistige und körperliche Erschöpfung, Müdigkeit, Schlafbedürfnis und Benommenheit. Er ist zu keiner Anstrengung mehr fähig, muß viel liegen und hat ein großes Wärmebedürfnis. Beim Essen wird ihm übel. Der Bauch ist aufgetrieben und weist einen Ascites auf. Im Stuhl erscheint Blut. Es bestand eine Prostatitis mit Hyperplasie und erschwertem Urinlassen.
Nach einer Dosis Helleborus C 30, nach einer Woche D 200, war er wieder leistungsfähig und klar im Kopf, der Ascites war zurückgegangen und im Stuhl erschien kein Blut mehr; auch keine Übelkeit mehr. Nur die Miktionsbeschwerden bestanden nach wie vor, obwohl sie auch zum Bild von Helleborus gehören.
Genauere Befragung ergab eine Reizblase mit tagsüber häufigen aber geringen Entleerungen in nur schwachem Strahl, der zwischendurch wiederholt aussetzte und dann wieder erschien. Dazu sagte er noch: „Ich muß mich dabei konzentrieren. Wenn ich durch irgendein Geräusch abgelenkt werde, geht es nicht mehr."
Er bekam am 5.2.1990 eine D 12, täglich morgens 5 Tropfen zu nehmen. Am 20.3.1990 erfuhr ich von ihm telefonisch, daß er beim Harnlassen seitdem keine Schwierigkeiten mehr habe.

Lösung Fall 226: Nur 3 Symptome wiesen den Weg:
Karte
1235 Harnstrahl schwach III 672 (660)

1211 Harnlassen unterbrochen III 674 (663) und
508 Denken dran bessert I 25 (18).

Einziges Mittel ist **Prunus spinosa.**

Fall 227: Am 26.5.1989 wurde mir ein 6 Monate altes Mädchen von der Mutter gebracht. Es hat einen trockenen Hautausschlag im Nacken schon seit längerer Zeit. Es wird noch gestillt. Die Mutter sagt, daß jedesmal nach dem Stillen die Haut dort mehr gerötet ist. Im übrigen ist das Kind ruhig und schläft auch nachts durch.
Hautausschläge jeder Art haben enorm zugenommen. Die Behandlung bleibt erfolglos, solange nur äußerlich oder nach Lokalsymptomen behandelt wird. Und doch geschieht das jahrelang immer wieder, bis diese Patienten dann endlich zu uns kommen. Erst das passende Konstitutionsmittel bringt die Wende. Ein Glob. D 200 als einmalige Dosis brachte sie: 29.8.1989, 6.10.1989, 13.3.1990, 26.3.1990 – der Ausschlag ist weg!

Lösung Fall 227: Die Angabe der Mutter, daß die Stelle sich nach dem Stillen jedesmal mehr rötete, war „Ausschlag"-gebend und -nehmend! Wir müssen sie als Allgemeinsymptom werten, das an einer anderen Stelle sich ebenso ausgewirkt hätte. Nehmen wir dazu das örtliche Geschehen, nach der Regel, allgemeines *und* örtliches miteinander zu verbinden, gemeinsam zu sehen, dann haben wir:
2086,1 Milch, Mutter, schl. (nicht im *Kent?*)
2145 Nacken Ausschlag II 302 (885) und
1265,1 Hautausschlag trocken II 182, 184, 188, 189/190.

Dann haben wir als einziges Mittel **Silicea.**

Wir sollten vorsichtig sein und nicht vorschnell ein Polychrest einsetzen in Anbetracht seiner zahlreichen Symptomatik. Aber hier spricht dafür, daß es alle drei Symptome im 3. Grad haben.

Fall 228: Eine 32jährige Arzthelferin wurde mir am 14.9.1989 von einem Kollegen geschickt wegen einer Amenorrhöe. Früher kam die Regel alle

5 Wochen, jetzt ist sie seit einigen Monaten ausgeblieben. Sie hat einen 3jährigen Sohn und wünscht sich noch ein Kind. Während der Schwangerschaft ging es ihr gut und auch die Geburt ist gut verlaufen. Sie lebt naturgemäß und ernährt sich vollwertig. Bewegung tut ihr gut. Sie hat viel Wärmebedürfnis. Sie wirkt unruhig, etwas euphorisch, ist mager, redet hastig, ißt schnell, aber mit normalem Appetit. Vorn rechts am Hals ist eine harte Struma zu tasten. Puls 72/Min. Sie ist oft erkältet, hat dabei aber kein Fieber, schwitzt auch nicht viel, klagt über Herzklopfen und zeitweilige Durchfälle. Die Skleren sind subikterisch verfärbt, die Zunge etwas gelblich verfärbt mit abgesetztem Rand, trocken und zeigt in der Mitte eine Furche. Der Kopf ist heiß, die Füße sind feucht und kalt. Sie klagt noch über innerliches Pulsieren und zeitweilige Übelkeit und Schwindel. Im warmen Zimmer erfolgt oft ein trockener Husten.

Lösung Fall 228: Die Amenorrhöe ist hier im Zusammenhang mit der Struma als Ausdruck einer hormonellen Dysfunktion zu sehen. Der normale Puls, der normale Appetit und das Wärmebedürfnis sprachen gegen Jod. Und doch bekam sie ein Mittel, das auch Jod enthält. Jodsymptome wären hier etwa Magerkeit, Unruhe und Herzklopfen, auch der Bewegungsdrang. Die Unruhe hatte auch nach dem Absetzen des so oft routinemäßig verordneten L. Thyroxin fortbestanden. Auch die Durchfälle passen ins Bild. Die Lochkarten waren:
x 1906 Kropf III 308 (479)
x 2374 Pulsieren innerlich I 464 (1380)
x 3173 Wärme, Mangel an I 462/3 (1357)
x 3076 Unruhe innere I 84 (58)
x 393 Bewegung bessert I 494 (1343)
x 1328 Herzklopfen anfallsweise II 222 (838) und
x 2421 Regel spät (vor der Amenorrhöe) III 767/768 (727).

Es erscheinen 2 Mittel: Magnesium carbonicum und **Hedera helix.**

Magnesium scheidet aus, da hierfür typische Symptome wie Schmerzen usw. fehlen. Hedera steht nicht im *Kent*. Es wurde von mir anhand der AML von *Mezger* ergänzt. Hierzu paßte auch der trockene Husten und die Gallensymptome (gelbe Zunge und Skleren).
Wie sie mir aber am 22.3.1990 sagte, ist die Regel seitdem regelmäßig eingetreten.

Fall 229: Ein 72jähriger Mann kam am 4.2.1990 und klagte über sehr heftige blitzartige nächtliche linksseitige Ischiasanfälle vom Kreuz bis zu den Beinen hinunter mit Taubheitsgefühl im linken Fuß. Die Beschwerden bestanden seit Anfang Dezember 1989. Injektionen von Ambene durch den vorbehandelnden Arzt linderten immer nur für kurze Zeit. Er kann nachts nicht liegen bleiben, muß aufstehen und sich bewegen. Etwas besser wird es durch Auflegen eines heißen Heublumensacks oder durch Unterschieben einer Rolle unters Knie.

Er bekam ein Mittel als LM XII, einige Tage lang morgens 3 Glob. zu nehmen, nach einer Woche Pause, dann dasselbe Mittel als D 200, dann nichts mehr.

Schon 10 Tage später erfuhr ich von ihm telefonisch, daß die Anfälle seltener und viel schwächer auftraten.

Seit dem 13.3.1990 ist alles gut. Die Schmerzen sind nicht wiedergekommen.

Lösung Fall 229: Dieses dramatische Geschehen erforderte die ganze Aufmerksamkeit auf die örtliche Situation, um wenig Zeit zu verlieren, ohne zunächst tiefere Ursachen zu erforschen. Meist handelt es sich ja weniger um einen entzündlichen Zustand als vielmehr um die Folge einer Spondylose der LWS. Es fällt aber immer wieder auf, daß die Beschwerden nicht immer in einem entsprechenden Verhältnis zum objektiven Befund stehen. Wir haben Fälle mit massivem Röntgenbefund und relativ wenig Beschwerden, aber auch umgekehrt. Das mag in letzterem Fall an erheblicher Beteiligung der Weichteile liegen. Es fällt aber auch auf, daß bei eindeutig irreversiblen Befunden die Beschwerden zurückgehen, wenn das gewählte Mittel stimmt. So auch hier. Hier waren deshalb ausschließlich die subjektiven Symptome ausschlaggebend. Im Vordergrund standen die Symptome:
1491 Ischias anfallsweise II 588, 594 (1056, 1058)
1500 Ischias nachts II 590 (1054)
1882 Kreuzschmerz Beine abwärts II 344 (902) und
1496 Ischias mit Gefühllosigkeit II 292, 592 (1055).

Alle haben als einziges Mittel **Colocynthis** im 2. Grad. Sie hätten es auch so erraten. Aber jetzt sind wir unserer Sache sicher. Besonders, da sie bestätigt wird durch:

1505 Ischias Wärme bessert II 592
1493 Ischias Bein beugen (Rolle unters Knie!) bessert II 591 (1054)
 393 Bewegung bessert I 494 (1343) und
 874 Füße gefühllos II 545 (1201).

Auch hier Colocynthis jedesmal im 2. Grad. Arsenicum scheidet aus, es hat nicht „Kreuzschmerz Beine abwärts".

Fall 230: Ein 66jähriger Mann klagte am 14.12.1989, daß der Urin nur sehr langsam fließe, wenn er ihn zurückhalten muß. Die Prostata war nicht vergrößert. Es handelte sich um eine spastische Dysurie. Nach sonstigen Beschwerden befragt, gab er an: beim Bücken plötzliche stechende Kreuzschmerzen, gelindert durch warme Auflagen oder durch Unterlegen eines harten Kissens. Er bekam eine C 30, bei Bedarf zu wiederholen. Am 5.3.1990 sagte seine Frau, daß Kreuzschmerzen *und* Urinbeschwerden vergangen waren. Ein Zusammenhang wäre denkbar im Hinblick auf die reflektorische Blasenzone im Kreuz.

Lösung Fall 230: Sie Symptome
1178 Harndrang fehlt nach Zurückhalten III 685 (653)
1896 Kreuzschmerz stechend II 367 (925)
1885 Kreuzschmerz beim Bücken II 342 (901) und
3166 Wärme bessert −

ergeben als einziges Mittel **Ruta.**

Wenn wir in unseren Zeitschriften die Kasuistik lesen, finden wir immer die Symptomatik fein säuberlich auf den Tisch gelegt. Die Patienten tun uns aber nicht den Gefallen, gleich alles so geordnet zu bringen. Die Beschwerden und Erscheinungen werden uns zunächst wild durcheinander geschildert − wir müssen uns erst einmal einen Vers darauf machen. Wir erinnern uns, daß wir auf dem Präparierboden Unwesentliches wegschneiden mußten, um Wesentliches (in diesem Fall Anatomisches) sichtbar zu machen. Man sollte eigentlich auch den Hergang der Befragung und Untersuchung schildern. Nach dem Spontanbericht gehe ich von den Klagen des Patienten aus und forsche nach Modalitäten und Zusammenhängen und schaue mir das an. Das richtet sich ganz nach der Eigenart des Falles. So auch im

Fall 231: Eine 22jährige Hauswirtschaftsschülerin, adipös, mit Kinderstimme, klagte am 12.2.1990 über seit Jahren bestehende schmerzhafte Durchfälle von breiig-öliger Konsistenz, schleimig und blutig, mehrmals am Tag. Sie müsse oft sehr schnell die Toilette aufsuchen. Gelegentlich sei die Stuhlentleerung auch hart.

Darmstörungen lenken den Blick auf die Ernährung. Sie habe öfter Heißhunger, sie sei dann aggressiv und reizbar und müsse schnell etwas essen.

Die hohe Stimme und die Adipositas lassen mich an eine hormonelle Dysfunktion denken und ich frage nach der Monatsblutung. Die erste hatte sie mit 18 Jahren! Die Blutung ist stark, schmerzhaft, mit Klumpen durchsetzt und stinkt. Zwischendurch hatte sie mehrmals ausgesetzt, einmal 3 Monate. Vor der Regel ist das Allgemeinbefinden schlecht. Vor 5 Jahren schmerzten vor Eintritt der Regel die Brüste. Außerdem klagte sie über schleimigen wundmachenden Ausfluß und über Hämorrhoiden. Erkältet sei sie nie, friere aber viel.

Sie ist übergewichtig, die Brüste zeigen rote Striae; sie riecht nach Schweiß, die Füße sind kalt, die Zehennägel verunstaltet, der Kopf voller Schuppen und Krusten. Außerdem riecht sie aus dem Mund.

Crocus C 30 brachte keine Besserung; sie mußte wegen Darmbluten ihren Hausarzt aufsuchen.

Am 23.2.1990 schickte ich ihr dann brieflich ein Glob. D 200 eines anderen Mittels. Am 5.3.1990 höre ich telefonisch, daß die Darmstörungen sich gebessert haben, daß sie sich auch im allgemeinen besser fühlt und auch etwas abgenommen hat. Auch der Heißhunger hat nachgelassen.

Seit dem 15.3.1990 sind die schleimig-blutigen Durchfälle nicht mehr aufgetreten.

Lösung Fall 231: Diese Kolitis entstand vermutlich aufgrund eines schlechten Allgemeinzustandes. Hier fällt besonders auf: die späte Menarche, die Störungen der Menses und die Modalitäten dazu, die höchstwahrscheinlich hormonell bedingte Adipositas und die üblen Ausdünstungen. Zu erwähnen ist noch, daß es nach Einnahme des zweiten Mittels zu einer kurzdauernden Angina kam.

Das Mittel steht nicht im *Kent*. Um so ausführlicher aber in der Arzneimittellehre von *Mezger*. Maßgebend waren die Lochkarten:

x 2966,1 Stuhl schleimig
 x 561,1 Durchfall schmerzhaft
 x 2951 Stuhldrang plötzlich

dazu die Regelstörungen:
x 2085   Menarche spät
x 2399   Regel fehlt
x 2422   Regel stark
x 2412   Regel schmerzhaft
x 2390   vor der Regel alles schlimmer
x 2405,1 Regel mit Klumpen

und als Allgemeinsymptome:
x 715,1 „fettleibig" und
x 1404   Hunger schl. (reizbar und aggressiv bei Heißhunger).

Alles ergibt immer wieder **Aristolochia**.

Es ist bekannt für hormonelle Störungen. Bei *Mezger* finden wir auch die Kolitis.

Fall 232: Wieder ein Fall von Kolitis. Die scheint enorm zugenommen zu haben. Sie gilt oft als unheilbar. Homöopathisch können wir sie meistens in Ordnung bringen.

Eine 53jährige Frau kam am 23.1.1990 mit der Diagnose. Sie habe jeden Tag Stuhlgang, manchmal normal geformt, manchmal dünnbreiig oder schleimbedeckt oder auch mit Blutstreifen. Nicht schmerzhaft. Daran leide sie seit ca. 4 Monaten. Der Blutbelag sei alle paar Tage zu sehen. Darmspiegelung und Röntgen hatten keinen malignen Prozeß ergeben. Schlimmer sei es im Frühjahr und im Herbst. Es bestanden auch blutende Hämorrhoiden. Nach der Geburt des ersten Kindes hatte sie sehr viel Blut verloren.

Eine Kolitis ist oft psychogen, wie man weiß. Ein besonderes psychisches Trauma konnte hier aber nicht sicher eruiert werden. Wohl war sie einsilbig und depressiv. Daran litt sie seit 20 Jahren und hat deswegen schon viele Ärzte aufgesucht und viele Medikamente eingenommen. Der Darm mag sich beschwert haben.

Nux vomica als das Mittel gegen Folgen von Medikamentenmißbrauch, als LM VI, dann in D 200, erfüllte aber nicht die in das Mittel gesetzten Erwartungen. Ein anderes Mittel, in D 200, ein Glob. einen Monat später gegeben, brachte die Wende.

Lösung Fall 232:
x 2966   Stuhl schleimbedeckt
x 2586   Schmerz fehlt
x 1108,2 Hämorrhoiden blutend.

Hier ist schon ein einziges Mittel **Hydrastis**.

Auch dieses Mittel wurde für obige Symptome von mir ergänzt, darum keine Seitenangaben.
Es paßt dazu:
x 418 Blutverlustfolgen (falls es sich teils um solche handelte) und 3244 wortkarg I 76 (52, 53, 66).

Am 16. 3. 1990 telefonische Mitteilung: kein Blut mehr im Stuhl. Am 27. 3. 1990 stellte sie sich wieder vor. Es ist gut. Auch die Darmspiegelung hat keinen krankhaften Befund und auch keine Hämorrhoiden mehr ergeben.

Und nun 2 Fälle von chronisch rezidivierender Zystitis.

Fall 233: Eine 38jährige Finnin litt seit Jahren an einer entzündlichen Reizblase. Das kommt in letzter Zeit immer häufiger vor. Wie wir wissen, verschleppen Antibiotika einen Infekt. Dazu kommt Mangel an Lebenswärme und mangelnde Temperaturanpassung infolge stets gleichbleibenden Kunstklimas. Man sollte meinen, daß die Finnen das durch ihre Sauna in Ordnung bringen.
Die Patientin suchte mich erstmalig auf am 17. 3. 1989. Sie klagte über häufigen Harndrang mit Brennen beim Wasserlassen. Besonders kalte Füße stören, barfußgehen löst jeweils sofort einen Reiz auf die Blase aus.
Auf 1 Glob. eines Mittels als D 200 war es bis Anfang April gut. Am 28. 4. 1989 bekam sie deshalb nochmals dasselbe Mittel, diesmal als D 500.
17. 5. 1989 – die Blase ist gut. Zur Zeit ist sie erkältet. Am 2. 6. 1989 nahm sie nochmals 1 Glob.
Sie war dann wegen einer Bronchitis in meiner Behandlung. Am 12. 1. 1990 sagte sie telefonisch einen Termin bei mir ab, weil inzwischen alles gut ist, seither auch die Blase.

Lösung Fall 233: Nur 2 Symptome führten auf das richtige Mittel: 1181 Harndrang, wenn kalt III 676, 680 (650, 651) und 1529 kaltes berühren (barfußgehen!) schl. I 493 (1342).

Einziges Mittel ist **Rhus toxicodendron.**

Fall 234: Und nochmals die Blase. Eine 48jährige Frau war seit dem 29. 10. 1987 wegen allgemeiner Erschöpfung und Depression infolge psychischer Belastung und Hypertonie in meiner Behandlung. Außer wiederholten Aussprachen wurde die Stimmungslage durch Aurum D 200, dann D 500 wesentlich gebessert und der Blutdruck ging ohne sonstige Medikamente von 230 auf 140 bis zum 8. 9. 1988 herunter; die Depression war schon am 5. 11. bzw. 3. 12. 1987 deutlich aufgehellt, im Januar 1988 gut.

Am 17. 8. 1989 erschien sie wieder wegen eines Blasenleidens. Es bestand eine halbstündliche Reizblase besonders morgens und bei kühlem Wetter. Die Harnröhre sei wie zu eng, sie müsse pressen und doch würde die Blase nie ganz leer. Urologischerseits sei eine „Senkblase" festgestellt worden. Neurologisch hatte sich kein krankhafter Befund ergeben.

Auf genaueres Befragen klagte sie außerdem über zeitweilige Kopfschmerzen im Bereich der linken Schläfe sowie Schwere und Schwellung der Beine, besonders des rechten bzw. der Unterschenkel am Morgen. Es bestand auch eine Schwellung mit Hartspann unterhalb des rechten Knies am Gastrocnemiusursprung. Eine Verhärtung der linken Brust führte zum Verdacht auf ein Mamma-Carcinom, das aber nicht bestätigt wurde.

Sie bekam gleich am 17. 8. 1989 ein Glob. D 200. Daraufhin waren schon am nächsten Tag die Blasenbeschwerden viel besser, wie sie mir telefonisch sagte.

Die Menses hatten inzwischen aufgehört, ohne daß klimakterische Beschwerden wie Wallungen usw. auftraten. Am 14. 9. 1989 kam es nochmals zu einer Blutung, die aber schon in 2 Stunden wieder stand; der Gynäkologe wunderte sich, wie er sagte.

Am 2. 10. 1989 fühlte sie sich wohl und auch die Blasenbeschwerden waren vergangen, sie sei darüber „glücklich". Die Nachuntersuchung ergab keine „Senkblase" mehr. Auch am 18. 1. 1990 war seither alles gut.

Lösung Fall 234:
1206 Harnlassen pressen lange III 677 (664)
1212 Harnlassen unvollständig III 674 (661, 664)
909 „Gebärmutter Vorfall" (statt „Blase") III 776, 778, 794 (736, 744)
3107,1 Unterschenkel Schwellung II 532 (1176)
1776 Kopfschmerz Schläfe links I 280 (162)
3128 Verhärtungen (Brust) I 452 (1412).

Das Mittel war **Arnika**.

Fall 235: Am 30.12.1988 erschien ein 8jähriger Junge in Begleitung seiner Mutter. Die Mutter berichtet, daß er seit Mitte Oktober 1988 schlechter sieht. Die Lehrerin in der Schule merkte, daß er von seinem Platz aus die Notizen an der Tafel nicht mehr lesen konnte. Um sie lesen zu können, muß er nahe an die Tafel herangehen. Auch beim Fernsehen rückt er mit dem Stuhl nach vorn. Besonders im Halbdunkel sehe er schlechter als früher. Manchmal sehe er farbige Sterne und schwarze Punkte. Eine Brille besserte den Zustand nicht.

Gelenkter Bericht: Zwei Brüder der Großmutter waren praktisch blind im Alter von 18 bzw. 20 Jahren.

Die Geburt war normal verlaufen. In der Schwangerschaft hatte die Mutter im 2. Monat Blutungen und ab dem 5. Monat oft Wehen, so daß sie über längere Zeit immer wieder stationär aufgenommen werden mußte. Außerdem hatte die Mutter während der Schwangerschaft Kummer in ihrer Ehe.

Der Junge machte als Kleinkind nur Windpocken durch. Später litt er oft an Schnupfen und hatte „Wasser" in der Paukenhöhle, das Gehör war beeinträchtigt und besserte sich wieder nach operativer Entfernung von Polypen. – Er ist ein sehr guter Schüler,

Klinische Befunde: Ein ausführlicher Bericht der Universitäts-Augenklinik Homburg vom 22.12.1988 sei hier auszugsweise wiedergegeben. Eine erste Vorstellung am 4.11.1988 hatte ergeben: eine linksseitige laterale Gesichtsfeldeinengung, eine temporale Abblassung der linken Makula und beiderseits verwaschene Maculae.

Ein erblindeter Onkel sei wegen einer hereditären Opticusatrophie unbekannter Genese in augenärztlicher Behandlung gewesen.

Eine zweite Vorstellung am 21.12.1988 ergab eine weitere Verschlechterung. Das Gesichtsfeld war mehr eingeengt, der blinde Fleck vergrö-

ßert, die linke Papille blasser. Im linken Auge fand sich ein 15 Grad großes zentrales Skotom, rechts eine temporale Aufhellung.
Neurologische Untersuchungen einschließlich EEG, Kernspintomogramm und Computertomogramm ergaben keinerlei Hinweis auf ein neurologisches Leiden. Die Diagnose lautete auf eine progrediente, wahrscheinlich hereditäre Opticusatrophie mit infauster Prognose.
Sonstige objektive Zeichen: Hände und Füße waren schweißig-feucht. Auf der Haut waren kleine weiße Aufhellungen zu sehen als Folge von, wie die Mutter sagte, Sonnenbrandblasen. Der Junge ist etwas adipös mit Doppelkinn. Die Mundwinkel zeigen einen schuppenden Ausschlag.

Lösung Fall 235: Sehen wir das örtliche Geschehen auf der Grundlage des Allgemeinzustandes mit individueller Prägung, dann haben wir, in die Sprache des Repertoriums übersetzt:
an Allgemeinsymptomen:
Lochkarte
715,1 fettleibig *Kent* I 414 (1350)
2748 Schweiß teilweise (Hände und Füße) II 63 (1288) und
2350 Polypen (als für den Allgemeinzustand charakteristisch) I 432 (1376).

Betrachten wir auf dieser Grundlage die die uns hier besonders interessierende Sehverschlechterung begleitenden auffallenden Symptome, dann haben wir
an Lokalsymptomen:
2847 sieht Farben III 61 (283) und
2867,2 sieht Sterne III 71 (292).

Hieraus ergibt sich als einziges Mittel **Calcium carbonicum.**

Es wird bestätigt durch die Symptome 2121 Mundwinkel Ausschlag, 1259 Hautausschlag schuppend, 1305 Haut weiße Flecken, 2890 Sonne schlimmer und 2867,1 sieht schwarze Punkte.
Behandlung: Er bekam gleich am 30.12.1988 ein Körnchen Calcium D 200 als einzige Dosis und ein weiteres als Reserve mit, falls nach Besserung des Sehvermögens wieder eine Verschlechterung eintreten sollte.
Zur Besserung des Allgemeinzustandes wurde die Ernährung auf biologische Vollwertkost umgestellt und tägliches Abreiben der ganzen

Haut mit Wolle verordnet und zur Behandlung der Füße — was bei Erkrankungen im Bereich des Kopfes von dieser Art immer wichtig ist — Barfußgehen und heiße Sandfußbäder. Fernsehen wurde verboten.

Verlauf: Am 13.1.1989 berichtete die Mutter telefonisch, daß er etwas besser sehe.

Am 19.1.1989 wurde er von der Mutter wieder vorgestellt. Er sieht besser, jetzt auch im Dunkeln, kann besser lesen, sieht keine Punkte, Flecken und Farben mehr. Die Frischkost schmeckt ihm. Das Reservekorn wurde bisher nicht genommen.

Am 17.2.1989 nochmalige Vorstellung. Er kann jetzt in der Schule auch von seinem Platz aus an der Tafel alles gut erkennen. Die Schulleistungen sind gut. Gelegentlich sieht er noch farbige Punkte. Er fühlt sich auch im allgemeinen wesentlich besser. Das Doppelkinn und der Ausschlag am Mund sind verschwunden. Das Reservekorn wurde nicht genommen.

Die Nachuntersuchung seitens der Universitäts-Klinik Heidelberg ergab am 9.2.1989 und am 23.2.1989 hinsichtlich der Augen keinerlei krankhaften Befund. Zum Vergleich sei nochmals kurz zusammengestellt:

Beginn Mitte Oktober 1988,
4.11. und 21.12.1988 Augenklinik Homburg, Verschlechterung.
30.12.1988 eine Gabe Calcium.
9. und 23.2.1989 Augenklinik Heidelberg: kein krankhafter Befund mehr.

Am 23.7.1990 kam die Mutter in meine Sprechstunde, um sich ihrerseits wegen anderweitiger Beschwerden behandeln zu lassen. Wie sie sagte, sieht der Junge bis jetzt einwandfrei.

Fall 236: Eine 57jährige Frau kam zu mir erstmals am 26.8.1988. Sie leidet seit inzwischen 30 Jahren an einem ausgeprägten Asthma bronchiale nach einem Keuchhusten, mit schweren Anfällen. Es verschlimmerte sich vor einigen Jahren nach einer Totaloperation wegen zweier großer Myome. Nur Cortison konnte ihr immer etwas Erleichterung bringen und oft mußte der Notarzt gerufen werden. Zur Vorgeschichte ist sonst nur zu erwähnen eine Diphtherie mit 12 Jahren und Nierensteine mit 38 Jahren.

Klagen: Sie leidet an schweren Anfällen, besonders nachts nach Mitternacht, dabei sind dann Kopf und Hals „wie gestaut" und rotblau, begleitet von Kopfschmerzen und Magenbeschwerden. Gleichzeitig sind auch die Beine verfärbt. Auswurf ist sehr schwer herauszubringen. Manchmal geht Urin dabei ab. Nach einem Anfall ist sie jedesmal ganz erschöpft. Sie schwitzt sehr viel. Außerdem klagt sie über Herzbeklemmungen und Brennen an den Fußsohlen.

Befunde und Zeichen: Faßthorax mit Emphysem, pfeifende Atmung. Sie wirkt im Ganzen gedunsen, besonders das Gesicht (Cortison). Die Haut ist im Gesicht und an den Extremitäten teils rotfleckig verfärbt, teils zyanotisch. Die Unterschenkel sind angeschwollen. Auch am rechten Ellenbogen findet sich eine gerötete Schwellung (Schleimbeutel?). Der Puls ist meist beschleunigt auf 96/Min., der Blutdruck hypotonisch um 115/55. Der Urin stinkt.

Verlauf: Sie war bis jetzt im ganzen achtzehn mal bei mir und bekam schon viele homöopathische Mittel. Sie linderten immer nur vorübergehend.

am 19. 7. 1990 sagte sie zum erstenmal: „Wenn ich mich rechts am Hals reibe — das darf ich nicht tun, das löst dann einen Anfall aus!" Außerdem berichtete sie, daß sie jetzt, wenn sie die Augen zumache, oft so etwas wie Frauengestalten zu sehen vermeine.

Sie bekam am selben Tag ein Körnchen in C 30. Wenige Sekunden nach der Einnahme fiel mir auf — es wollte schon ein Anfall beginnen und ich überlegte, was zu tun sei — daß das Gesicht sich entspannte, die Atmung wurde wieder freier, sie war froh und gelöst, es kam kein Anfall. Deshalb berichte ich diesen Fall. Ob das Mittel das Leiden auf die Dauer lindert, muß sich — bei Wiederholung — herausstellen. Ganz zu heilen wird es nicht sein (Faßthorax mit Emphysem).

Lösung Fall 236: Charakteristisch ist hier die Bronchostase, das krampfartige Geschehen mit Cyanose und Harninkontinenz, dazu der beschleunigte Puls. Auffallend die am letzten Tag genannten Symptome Auslösen eines Anfalls durch Reiben am Hals (reflektorische Zone?), aber auch die „Visionen" bei Augenschließen. Urinabgang bei Husten paßt nicht, eher bei „Atemnot", aber dazu finde ich im *Kent* keine Angabe, wohl aber Urinabgang bei Krämpfen, etwa „Epilepsie". Nehmen wir also die Lochkarten

145   Atmung pfeifend III 344, 351 (771, 803)
623   Epilepsie mit Harnabgang III 676 (663)
407   blau verfärbt I 412, II 152 (1331, 1344)

2429,1 Reiben schl. (am Hals!) I 517 (1381)
2856 Sieht Gestalten beim Augenschließen I 141, 122, 127 (80, 83, 92)
2365,1 Puls schnell I 434 (1378),

dann erscheint schon bei diesen wenigen Symptomen **Cuprum** als einziges Mittel. Es wird bestätigt durch die Symptome 2662,1 Schwäche nach Husten, 242 Auswurf zäh, 2098 nach Mitternacht schl., 2757 Schwellungen, 2735 Schweiß reichlich, 1292 Haut rotfleckig und 2882 Sohlen brennen.
Und nun erinnern wir uns, daß Cuprum auch ein Hauptmittel bei Keuchhusten ist.
Immer wieder hören wir von den Patienten: „Ich soll viel trinken, damit der Körper ausgeschwemmt und entgiftet wird. Das hört man doch allgemein." Das ist Unfug. Jedenfalls in dieser allgemeinen Form. Wir dürfen dabei ja auch die Mehrarbeit der Nieren nicht vergessen. Viele Leute sind ja sowieso schon dick genug. Die obige Begründung ist zu einseitig materialistisch. Viele Faktoren spielen eine Rolle. Vor allem aber auch eine vernünftige Ernährung. Ich sage den Leuten: „Trinken Sie nur, wenn sie Durst haben!" Sie atmen dann erleichtert auf und fühlen sich bald viel wohler.

Fall 237: Eine 43jährige Frau klagte über heftige Schmerzen am linken Trochanter major. Es kam plötzlich. Sie kann nicht sitzen, nicht gehen, nicht stehen. Jede Bewegung schmerzt, nach längerer Bewegung läßt der Schmerz etwas nach. Auch wenn sie die Stelle kühlt. Die Stelle ist druckschmerzhaft. Es handelt sich um eine Periostitis. Sie bekam ein Mittel in C 30, alle 2 Stunden ein Glob. zu nehmen.
Nach einer Woche rief der Mann an: „Das ging ja toll schnell!" Nach 2 Tagen war alles gut.
Nach 14 Tagen kam sie wieder, da die Schmerzen sich wieder andeuteten. Nochmals C 30.
Seitdem ist es gut.

Lösung Fall 237: Da haben wir die Lochkarten:
2590 Schmerz plötzlich kommend I 466 (1392)
2592,1 schmerzüberempfindlich I 4060/61 (1346)
524 Druck schl. I 495/96 (1345/46)

1528 Kälte bessert I 504 (1355)
392 Bewegung schl. I 493/94 (1343) und
395 Bewegung fortgesetzte bessert I 494 (1344).

Soweit die Modalitäten, die eindeutig angegeben worden waren. Es erscheinen Acidum nitr., Agar., Puls. und Sabina.
Aber auch die Lokalisation kann wichtig sein:
1399 Hüfte links Schmerz II 594 (1057).

Einziges Mittel ist **Sabina**. Es hat auch die
1600 Knochenhautentzündung I 413 ff (1347 bis 1404).

Auf der Karte 1399 wurde „Sabina" von mir ergänzt.

Fall 238: Auch hier eine Erkrankung des Bewegungsapparates. Die 66jährige Frau leidet seit langem an einer Arthrose. Sie war Krankenschwester und pflegte eine alte Dame, was sie sehr anstrengte. Nun sind ihre Glieder steif, sich an- und auszuziehen fällt ihr schwer. Insbesondere die Gelenke sind steif und schmerzen bei Bewegung, ganz besonders das linke Knie. Wenn sie lange gesessen hat, muß sie erst eine Weile stehenbleiben, im Gehen schmerzt es zu sehr. Ruhe wird angenehm empfunden. Kälte verschlimmert. Sauna lindert. Sie hat schon viele Behandlungen hinter sich, zuletzt auf Sylt Schlick- und Thermalbäder. Von den Laborbefunden sind erhöhte Harnsäurewerte zu erwähnen. Typisch ist auch, daß sie kaum schwitzen kann. Objektiv sind die Gelenke geschwollen, aber auch die Muskulatur ist druckschmerzhaft an sehr vielen Stellen. Außerdem verspürt sie einen Schmerz in der rechten Schulter, zum Nacken hochziehend.

Acidum formicicum, erst D 12, dan C 30, machte sie wohl etwas beweglicher, so daß sie sich wieder allein an- und ausziehen konnte, aber die Schmerzen blieben.

Am 22.12.1988 bekam sie dann das richtige Mittel, ein Korn C 30; es wurde am 8.4.1988 wiederholt.

Am 19.5.1988 deutliche allgemeine Erleichterung, aber das Knie war schlimmer. Darum bekam sie dasselbe Mittel am 3.11.1989 in D 200. Seitdem war es gut. Klinische Befunde sind mir leider nicht mehr bekannt geworden, aber sie war die Beschwerden los.

Auch noch am 13.8.1990 sagte sie — sie kam nur als Begleitung einer anderen Patientin — „Mir geht es blendend!"

Lösung Fall 238: Im Erbe-*Kent* auf Seite 1044 links oben finde ich: Schmerz, Schulter, erstreckt sich zum Nacken: Anag., Apis, Lac-ac. Diese kleinen Rubriken sind sehr oft unvollständig und die dabei angegebenen Mittel stimmen meist nicht zur Gesamtheit der Modalitäten und Symptome. Oder sollte doch vielleicht das richtige Mittel dabei sein? Sehen wir zu:

940 Gelenke steif II 404 (1190)
933 Gelenke Schmerz Bewegung II 566 (1037)
939 Gelenke Schwellung II 527 (1172) und
1580 Knie Schmerz beim Gehen II 602 (1063).

Die beiden erstgenannten Mittel sind nicht dabei, wohl aber Acidum lacticum und — Ledum. Ledum hat aber Kältebesserung. Zu **Acidum lacticum** passen aber auch — es wurde auf den Karten von mir ergänzt —:

77 Anstrengung schl.
1527 Kälte schl.
2129,1 Muskelrheumatismus und
1229 Harnsäure.

Mezger schreibt: „Die Fleischmilchsäure ... entsteht in der Muskulatur infolge der Muskeltätigkeit und ruft dabei ein Gefühl von Steifigkeit, Zerschlagenheit und Schmerzhaftigkeit der Muskeln ... hervor." Zu den Leitsymptomen rechnet er die „rheumatisch-gichtische Konstitution".

Zwar ist auch Schweiß ein Hauptsymptom bei Acidum lacticum. Dagegen spricht nicht, daß die Patientin kaum schwitzen konnte. Wir haben ja oft entgegengesetzte Symptome in einem Bild. Rheumatiker können oft nicht schwitzen, um Toxine auszuscheiden.

Fall 239: Die 16jährige *Ch. H.* war 1987 am rechten Oberschenkel operiert worden wegen Verdacht auf einen malignen Knochentumor. Die Gewebsentnahme brachte aber ein negatives Ergebnis, auch bei Wiederholung. Sie bekam 1989 drei Monate lang viele homöopathische Medikamente, die Stelle der Operationsnarbe — sie befand sich lateral oberhalb des rechten Knies — schmerzte aber nach wie vor, besonders nachts. Dort ist eine harte knöcherne Schwellung zu tasten. Sie ist druckschmerzhaft und die Patientin kann auch nicht darauf liegen. Sowohl warme als auch kalte Auflagen lindern jeweils für einige Zeit die Schmerzen. Sie gab noch an, daß die Schmerzen „schubweise" auftreten. Dieser Befund mit seinen Modalitäten führte eindeutig auf ein Mittel, das sonst hauptsächlich bei Hautkrankheiten bekannt ist.

Sie bekam am 22. 3. 1990, als sie sich zum ersten Mal bei mir vorstellte, ein Glob. D 200, bei Bedarf zu wiederholen.

Am 29. 6. 1990 rief der Vater an, sie habe keine Schmerzen mehr. Sie hatte das Reservekörnchen inzwischen genommen.

Am 17. 8. 1990 stellte sie sich wieder vor: die Schwellung ist etwas zurückgegangen, die Schmerzen sind verschwunden, sie fühlt sich wohl. Sie bekam nochmals ein Körnchen mit, nur für den Fall, daß die Schmerzen sich wieder melden sollten.

Lösung Fall 239: Die Karten
691 Exostosen I 417 (1350)
524 Druck schl. I 495/96 (1345/46)
3166 Wärme bessert
1528 Kälte bessert I 504 (1355) und
2340 periodisch I 490 (1375)

ergeben **Mezereum.**

Dazu paßt auch die nächtliche Verschlimmerung.

Fall 240: Eine 52jährige Frau klagte am 23. 2. 1990 über seit nun schon 22 Jahre lang bestehende (trotz aller Behandlungsversuche durch viele Ärzte) rechtsseitige Migräne mit Erbrechen und Drehschwindel. Sie erinnert sich jetzt, daß sie schon als Kind unter Kopfschmerzen gelitten hat, ebenso die Mutter der Mutter. Die Schmerzen kommen „wie angeflogen", dauern meist 2-3 Tage. Kalte Umschläge lindern. Sie muß dann liegen und darf sich nicht bewegen. Zu erwähnen ist noch, daß sie sich vor der Periode allgemein schlechter fühlt. Sie hat während der Anfälle meistens auch ein Geräusch in den Ohren, nein, eigentlich, wie wenn es „hinter dem Kopf" wäre:

Sie gab auf genauere Befragung dann noch an, daß sie in diesen Zeiten einen Ekel vor Kaffeegeruch habe, der auch die Schmerzen verschlimmere. Im Erbe-*Kent* auf Seite 141 links Mitte finde ich dazu nur Lachesis. Aber auf Lachesis D 200, später D 500, besserte sich der Zustand nicht, es war sogar „katastrophal".

Sie bekam dann am 29. 5. 1990 das richtige Mittel: ein Glob. C 30, bei Bedarf zu wiederholen.

Seither kein Migräneanfall mehr, kein Schwindel, kein Erbrechen.

Lösung Fall 240: Mit den Lochkarten
1723 Kopfschmerz kalte Umschläge bessern I 254 (141)
 639 Erbrechen bei Kopfschmerz I 246, III 457, 463 (148, 503, 507)
 392 Bewegung schl. I 493/94 (1343), und
2390 Regel vor schl. I 511 (1367)

ergeben sich immerhin noch 14 Mittel (wenn ich richtig gezählt habe)!
Aber da haben wir ja noch das seltsame Geräusch „hinter dem Kopf":
949 Geräusche wie entfernt III 119, 134 (329).

Aber dieses Symptom bezieht sich ja auf reale Geräusche, die „wie aus Entfernung kommend" empfunden werden. Dürfen wir aber „analog bewerten" mangels anderweitiger genauerer Symptomangabe im *Kent?* Wir wollen es versuchen und sehen, was dabei herauskommt. Es ergibt sich nach Zusammenfassung der Lochkarten als einziges Mittel nun **Asarum.**

Ich habe das Mittel aber auf der Karte 949 ergänzt. Bei *Mezger* heißt es: „Nahe Stimmen scheinen von großer Entfernung zu kommen." Wie gesagt, hier handelte es sich nicht um tatsächliche „Stimmen", aber das Mittel stimmte. Es hat auch in hohem Maße Übelkeit und Schwindel. Das Gefühl der „Schwerelosigkeit" fehlte im vorliegenden Fall.

Fall 241: Eine 27jährige Krankenschwester, Mutter von 2 Kindern, litt seit 8 Jahren unter einer als Neurodermitis diagnostizierten Hautkrankheit. Sie kam zu mir am 7. 7. 1988. Sie hatte schon vergeblich „zehn bis zwanzig" Hautärzte aufgesucht. Überall sind weiße Schuppen zu sehen, besonders diesmal auch im unteren Teil des Gesichts. Zeitweise näßt es stark und sondert gelblich ab, früher auch besonders nach Aufnahme stark gesalzener Speisen. Es juckt heftig, besonders nach Milchgenuß, nachts, und wenn sie geschwitzt hat.

Seit 1983 litt sie außerdem jeden Sommer an Heuschnupfen. Während dem ging jedesmal der Hautausschlag etwas zurück. Nach ihren Schwangerschaften waren die Hautsymptome wieder stärker hervorgetreten. Und das, obwohl sie seit 1982 von biologischer Vollwertkost lebt. Schlimmer war es auch in einer Zeit, während sie die „Pille" nahm. An der Nordsee war es gut.

Zur *Vorgeschichte* ist nur zu erwähnen, daß sie als Kind Scharlach durchmachte. *Zum Allgemeinen:* im Kühlen fühlt sie sich wohler.

Sie bekam ein Glob. D 200, wenn nötig, in 14 Tagen zu wiederholen. 2.8.1988: An den Armen ist es besser, aber am Rücken schlimmer, er ist voll juckender Bläschen, die sie ausdrückt. Während der Regel juckt es mehr, sie erfolgt nur etwa alle 5 Wochen.

Wegen angegebener Besserung nach Schlafen in Verbindung mit anderen Symptomen bekam sie nun Phosphor D 200, aber ohne überzeugende Wirkung. Da der Zustand der Haut wechselte und auch Sepia am 3.10.1988 nicht half, bekam sie am 27.10.1988 brieflich als letztes wieder ein Korn des erstgenannten Mittels.

Am 19.9.1989 und zuletzt am 22.11.1990 hörte ich, daß es ihr seither gut gehe und Hautausschlag und Heuschnupfen nicht wieder aufgetreten seien.

Lösung Fall 241: Sie werden das Mittel schon erraten haben. Oder nicht? Wir können uns leicht überzeugen. Nehmen wir als Grundlage die Allgemeinsymptome und die Modalitäten:
Karte
1528 Kälte bessert I 504 (1355)
2088 Milch schl. I 514 (1370) und
2688 Schweiß nachher schl. I 520, II 73 (1295, 1405)

dazu als Erscheinungsbild:
1251 Hautausschlag feucht II 173 (1297) und auffallend:
3145 „vikariierend", d.h. abwechselnd mit
1361 Heuschnupfen III 180 (355),

dann ist als einziges Mittel **Natrium muriaticum.**

Dazu paßt auch die Verschlimmerung durch Gesalzenes und die späte Regel sowie die Besserung an der Nordsee. Suggestion? Warum haben denn Phosphor und Sepia nicht geholfen?

Fall 242: Schon wieder die Haut. Ein 40jähriger Lehrer zeigte mir am 28.12.1989 einen hartnäckigen schuppenden Hautausschlag auf beiden Handtellern. Er bestand seit 7 Jahren und wollte nicht weichen. Der Beginn — es ist wichtig, immer nach dem Beginn zu fragen! — fiel zusammen mit vermehrten beruflichen Belastungen. Die Haut ist dort trocken, weist außer den Schuppen rote Stippchen auf und schält sich stellenweise ab.

Im übrigen klagte er über Blähungen, wiederholte Anginen, steife Fingergelenke und Verspannung der linken Schulter, die sich bis zu den Fingern erstreckte.

Nach einer C 30 des richtigen Mittels, nur bei Bedarf zu wiederholen, stellte er sich am 9.2.1990 wieder vor. Die Handteller sind sauber! Die Blähungen haben nachgelassen. Er sagte: „Ich habe mich noch nie so gut gefühlt wie jetzt!" Er bekommt dasselbe in C 200, nur zu nehmen, wenn sich der Hautausschlag wieder zeigen sollte. Er nahm es.

2.4.1990 und 5.6. und 26.7.1990 — die Haut ist gut! Zuletzt hörte ich das am 2.11.1990.

Lösung Fall 242: Fangen wir an mit dem auslösenden Faktor, die damaligen nervlich-beruflichen Belastungen:

Karte 78 Anstrengung, geistige, schl. I 10 (7). Da haben wir, wenn ich richtig gezählt habe, 17 Mittel im 3. Grad! Keines von diesen war das richtige! Nehmen wir aber dazu den Zustand der Haut:
1259 Hautausschlag schuppend — II 182, 189 (1309) und
1295 Haut schält sich — II 169 (1322)

dazu die Lokalisation — sind denn die Lokalsymptome immer so minderwertig? —

x 1161 Handteller Ausschlag — steht für das passende Mittel nicht im *Kent,* wurde von mir ergänzt — dann haben wir Sepia, Sulfur und **Ranunculus bulbosus.**

Für Sepia oder Sulfur sah ich keine sonstigen charakteristischen Symptome. Ob sie auch geholfen hätten? Wer will das entscheiden? Andererseits finden sich auch die anderen genannten Beschwerden im Arzneimittelbild von Ran.-b.

Fall 243: Derselbe Patient (Fall 242) klagte am 5.6.1990 über Schlaflosigkeit. Ab frühmorgens sei er hellwach. Morgens kommt er nur sehr schlecht „in Fahrt", geht wie auf Eiern oder sieht Sternchen. Schlimmer ist alles durch einen beruflichen „Streß". Dann hat er manchmal im linken Arm auch ein Gefühl wie von „Strom". Morgens hat er keinen Hunger. Daraufhin Frage: abends müsse er viel essen, sonst könne er nicht einschlafen.

Er hat manchmal ein Gefühl wie von einem Stein im Magen. Daraufhin sehe ich mir die Zunge an. Sie zeigt in der Mitte im Hintergrund einen ausgeprägten gelben Belag. Auch bei Betrachtung der Augen fällt eine gelbliche Verfärbung der Skleren auf. Auf Befragen bestätigt er, daß fette Speisen schlecht vertragen werden.

Lösung Fall 243: Schon die Symptome
2556 schlaflos nach Mitternacht I 380
x 1404 Hunger schl. (von mir ergänzt) und
3308 Zungengrund gelb III 251 (435) − im 3. Grad!

ergeben als einziges Mittel **Natrium phosphoricum.**

Es paßt dazu die Verschlimmerung durch geistige Anstrengung (Karte 78), die Fettunverträglichkeit (180, 716), die Parästhesien (600) und die morgendliche schlechte Verfassung (379).
Am 26.7.1990 hörte ich: Wieder gesund!

Fall 244 : Eine akute Gastritis. Eine 40jährige Frau klagte am 20.7.1990 über „Magenkrampf" mit Kopfschmerzen und Übelkeit; nach Durchfall ist es jedesmal etwas besser. Zeitweilig ist sie dann wieder verstopft.
Sie bekam ein Glob. C 30, nach einer Woche, wenn noch nötig, dasselbe in D 200 zu nehmen.
Am 14.8.1990 sagte mir ihr Mann, daß es schon nach wenigen Tagen gut war.

Lösung Fall 244: Die Lochkarten waren:
3047 übel bei Kopfschmerz III 478 (537)
1801 Kopfschmerz nach Stuhlgang besser I 265 (148) und
567 Durchfall wechselnd Verstopfung III 616 (635).

Einziges Mittel ist **Cuprum**.

Es ist als Krampfmittel bekannt und hat auch „Magenkrampf".

Fall 245: Ein 6jähriges Kind wurde mir am 7.8.1989 von der Mutter gebracht. Das Mädchen sei „dauernd" erkältet, immer Schnupfen, Bronchitis, Mittelohrentzündungen, Mandelentzündungen, Schweißausbrüche, hohes Fieber. Es wurde schlimmer, nachdem es an Keuchhusten erkrankt war. Die Ärzte sprachen sogar von „angehender Lungenentzündung".

Zur Vorgeschichte ist noch zu sagen, daß das Mädchen bis zum Alter von $4^{1}/_{2}$ Jahren bei der Großmutter war, weil die Mutter berufstätig war. Diese Situation wirkte sich, wie so oft, psychisch ungünstig aus.

Hier schien das Kind ängstlich und unruhig. Die Mutter sagte, sie schreie, wenn ihr etwas nicht paßt, wolle ihren Kopf durchsetzen, sei widerspenstig, rufe ständig. Obwohl in der Schule gut, „trödle" sie viel, sei oft langsam und unentschlossen, sei nachlässig und schwer zu leiten, nehme alles nicht genau.

Sambucus C 30 machte zwar die Nase frei, Apis D 200 milderte die Folgen von Insektenstichen, aber der Husten, meist trocken, blieb hartnäckig. Auskultation ließ leises Rasseln und Pfeifen hören.

Am 23.1.1990 bekam sie deshalb ein Glob. D 200 als einmalige Dosis. Daraufhin verschwand der Husten bald und kam nicht wieder.

Am 24.8.1990 schrieb die Mutter: „Das hat uns sehr geholfen!"

Lösung Fall 245: Hier waren ausschließlich psychische Symptome für die Mittelwahl hinweisend. Vorausgesetzt, daß sie auch auf den Husten passen. Im Vordergrund stand die Unruhe, der Eigensinn, die psychische Labilität. Dies mag eine Hauptursache gehabt haben in der frühkindlichen Situation. Die Lochkarten
595,1 Eigensinn I 26 (19)
3068 untentschlossen I 109 (73)

2102 „Moralmangel" I 71 (50) und
3131 verlassen fühlt(e) sich I 114, 140 (76)

ergeben als einziges Mittel **Hyoscyamus,**

wenn auch alle vier nur im 1. Grad. Dafür finden wir aber im *Kent* Hyoscyamus unter „Husten trocken" im 3. Grad. Wiederholte Erkältungen lassen sonst an Sulfur denken, besonders wenn sie oft durch Antibiotika unterdrückt worden waren. Hier dagegen scheinen frühere psychische Belastungen, die ja in der Kindheit mehr Gewicht haben, mit ausschlaggebend gewesen zu sein auf dem Weg über eine Beeinträchtigung des Allgemeinzustandes.

Fall 246: Ein 49jähriger Hotelkaufmann, der als Restaurationschef tätig war, konsultierte mich am 28.6.1990. Er litt seit 2 Jahren an zu hohem Blutdruck. Er habe großen Streß infolge Personalmangels und sei immer in Eile. Er schlafe schlecht. Nachts habe er Durst und müsse viel Sprudel trinken. Er fühle sich viel allein, da er infolge beruflicher Überbeanspruchung meist von seiner Partnerin getrennt sei. Auch habe die Libido nachgelassen. Außerdem leide er unter Kopfdruck und Stuhlverstopfung.
Gelenkter Bericht und Vorgeschichte: Trotz der regelmäßigen Einnahme von Betarelix gingen die Blutdruckwerte nicht unter 170/120. Kein Wunder; er arbeitet täglich 16 Stunden, ißt abends große Mengen Fleisch und geht erst um 1 Uhr ins Bett. Er meidet jedoch Alkohol, da eine „Fettleber" festgestellt worden sei.
Befunde und Zeichen: Der Mann ist stark übergewichtig, sein Gesicht gerötet, die Muskulatur hochgradig verspannt. Blutdruck 170/120, Puls hart und voll. Die Zunge ist gelb belegt und zeigt in der Mitte eine Längsfurche, an den Rändern sind die Abdrücke der Zähne zu sehen. Die Skleren sind subikterisch verfärbt. Der Cholesterinspiegel ist erhöht.
Behandlung: Außer Beratung bezüglich Lebensweise und Ernährung wurde ein Glob. eines Mittels in D 200 gegeben, wenn nötig in 3 Woche zu wiederholen. Betarelix wurde abgesetzt.
Verlauf: Das Reservekörnchen wurde am 20.7.1990 genommen.
10.8.1990: Er fühlt sich algemein besser. Der Blutdruck beträgt 130/90. Das Mittel wurde als D 500 noch einmal wiederholt.

9.10.1990: Der Patient ist ganz beschwerdefrei. Die Arbeitssituation hat sich zwar nicht geändert, der Blutdruck ist aber nicht mehr gestiegen.

Lösung Fall 246: Allgemeinsymptome sind der ständige Arbeitsdruck und die dadurch bedingte psychische Belastung durch die Trennung von der Partnerin sowie, hieraus verständlich, Hunger und Durst. Dazu die spezielle Symptomatik der Zunge, des Schaufensters der Bauchregion. Wir haben also
Karte
596   Eile I 26 (19)
3131   verlassen fühlt sich I 114, 140 (76)
781   Fleisch Verlangen III 483 (541)
574   Durst nachts III 438 (498)
1534   kalt trinken Verlangen III 484 (541)
3304,1 Zunge gelb III 251 (435) und
3334   Zunge Zahnabdrücke III 245 (408).

Einziges Mittel ist **Mercur.**

Viermal im **3. Grad!** Im *Kent* finden wir Mercur auch unter „Spannung".

Beurteilung: Eine chronische Krankheit braucht ein Konstitutionsmittel, ein Antipsorikum, so heißt es. Nach der alten Miasmenlehre wird Mercur aber zur „syphilitischen" Konstitution gerechnet. Hierfür bot der vorliegende Fall keine Anhaltspunkte.

Nach *Mezger,* Bd II, Seite 1009, ist Mercur aber auch ein Lebermittel. Als Mittel gegen hohen Blutdruck war es mir bisher nicht bekannt. Wohl aber angesichts der allgemeinen „Hochspannung" (trotz Libidoverlust) des Patienten. Man sieht hier wieder, wie nicht ein Einzelsymptom oder gar eine Krankheitsdiagnose für die Wahl des passenden Mittels maßgebend ist, sondern die Gesamtheit der Symptome — soweit sie funktionell zusammengehören.

Die anfangs sonst geklagten Beschwerden wie Kopfdruck, Schlafstörung, Libidomangel und der zu hohe Cholesterinspiegel waren, wie ich der Roten Liste entnehme, Nebenwirkungen von Betarelix, die nach dessen Absetzen verschwanden. Wieweit dabei auch Mercur mitgewirkt haben mag, ist schwer abzugrenzen und auch nicht notwendig. Zu Beginn nehme ich immer einen Fall als Ganzes auf, einschließlich etwa vorhandener, durch sonstige Medikamente bedingter Nebenwirkungen, also so, wie er sich gegenwärtig darbietet. Es ist nicht notwendig, zu warten, bis nach Absetzen von Medikamenten deren Nebenwirkungen aufhören. Es gelang auch so, den Patienten zu entspannen und seinen Blutdruck dauerhaft zu senken.

Fall 247: Eine 46jährige Frau, von der Hausärztin überwiesen, kam am 10.7.1990 erstmalig zu mir. Sie klagte über seit Jahren immer wieder plötzlich auftretende Schwellungen der Gliedmaßen. Die Finger seien immer wieder dick, die Beine dumpf und wie zum Platzen. Ich sehe sie mir an, sie sind ödematös, hinterlassen bei Druck eine Delle. Vorsichtiges Ausstreichen wird als angenehm empfunden. Sie mache das auch zu Hause immer. Sie sei eigentlich nie ganz ohne Schwellungen, mal seien sie zwei Tage lang schlimmer, mal einen Tag etwas besser. Manchmal sei ihr übel, dann schwellen die Beine mehr an. Auch während dem Essen sei ihr oft übel, so, wie während der letzten Schwangerschaft. Sie hat 3 Kinder im Alter von 23, 19 und 16 Jahren. Sie habe jetzt auch weniger Appetit als früher. Sie fühle sich matt. Oft habe sie plötzliche Kopfschmerzen und müsse sich dann im Dunkeln ruhig verhalten. Oft habe sie Schwindelanfälle, alles schwanke dann, auch im Liegen. Die Hände schliefen nachts ein, manchmal erstrecke sich das bis zur Schulter.

Der gelenkte Bericht ergibt noch, daß sie öfter husten muß, Stuhlgang nur alle 2 Tage hat und nur selten Urin lassen kann, morgens zweimal, abends dreimal, und immer nur wenig. Vor Jahren spürte sie beim Wasserlassen Brennen in der Blase. Schwitzen kann sie nur selten und wenig. Kälte wird nicht vertragen. Die monatliche Blutung war regelmäßig bis Mai 1990, im Juni schwach, setzte dann einige Monate aus und war zuletzt noch einmal stark und dauerte 10 Tage.

Zur *Vorgeschichte* wird angegeben: als Kind wiederholte Stirnhöhlenentzündungen und wiederholte Nierenbeckenentzündungen. Vor Jahren stellte der Augenarzt eine Durchblutungsstörung der Netzhaut fest; inzwischen ist das längst behoben. Im September 1989 erlitt sie einen Autounfall mit Stauchung der Lendenwirbelsäule, ohne Bewußtlosigkeit. Inzwischen ist auch das behoben.

Was *Befunde* betrifft, fällt besonders die Kreislaufschwäche auf, der Puls ist schwach und kaum zu fühlen, die Herztöne sehr leise, der Blutdruck hypotonisch mit nur 90/60 mm.

Behandlung: Sie wurde eingehend hinsichtlich der Ernährung beraten. Sie bekam zunächst Veratrum album D 200 im Hinblick auf die Kreislaufschwäche. Schon bald wurde mir aber klar, daß das falsch war. Ich überprüfte den Fall nochmals und schickte ihr 2 Tage später brieflich ein Rezept mit dem passenden Mittel in D 12, zunächst jeden Morgen 5 Tropfen zu nehmen.

Verlauf: Am 24. 8. 1990 stellte sie sich in Begleitung ihres Mannes wieder vor. Es geht ihr allgemein besser. Sie ist kaum noch schwindlig, obwohl sie seit 5 Wochen kein Novadral (Antihypotonikum) mehr nimmt. Kopfschmerzen hat sie kaum noch. Die Ernährung hat sie umgestellt. Die Schwellung der Beine wechselt noch, hat sich seit gestern aber normalisiert, obwohl sie seit 3 Tagen keine „biologischen" Tabletten der Hausärztin mehr nimmt. Die Einnahme des Mittels in D 12 wurde fortgesetzt.

Wiedervorstellung am 28. 9. 1990: es geht „wesentlich besser". Kein Kopfschmerz und kein Husten mehr. Auch kein Schwindel. Der Blutdruck hat sich normalisiert. Die Ödeme traten nur noch 4 Tage vor der Regel auf. Die Finger sind nicht mehr geschwollen. Sie bekommt nun dasselbe Mittel in C 30, ein Globuli.

Am 2. 11. 1990 stellte sie sich zum letztenmal vor. Es geht ihr in jeder Hinsicht gut. Vor kurzem hatte sie einen leichten grippalen Infekt durchgemacht. Sie bekam nochmals C 30 mit, nur für den Fall, daß die Symptome sich wieder einstellen sollten.

Beurteilung und **Lösung Fall 247:** Die Patientin war wegen hartnäckiger „Schwellungen" gekommen. Übliche Diuretika halfen nicht. Hier waren Ausscheidungsvorgänge behindert: Urin, Schweiß, Stuhlgang (Verstopfung, nur alle 2 Tage Entleerung). Das ist nicht ungewöhnlich, eher schon die mangelnde Diurese. Wenn wir wollen, können wir auch noch das Klimakterium auf dieser Linie sehen. Man versteht in diesem Zusammenhang Appetitlosigkeit und Übelkeit, die nichts mehr aufnehmen lassen wollen. Wohl aber sammelt sich Flüssigkeit an und führt zu Ödemen. Hier denken wir an die wiederholten Nierenbeckenentzündungen in früherer Zeit, die wahrscheinlich einen Schaden hinterlassen hatten. Auffallend ist aber auch die Kreislaufschwäche. Sollen wir nun von renalen oder kardialen Ödemen sprechen oder beides? Betrachten wir nun die Hauptsymptome durch die Lochkarten, dann haben wir

Karte
2757   Schwellungen I 447/448 (1403)
1209,1 Harnlassen selten III 673 (660)
2370   Puls schwach I 435- (-1397) und manchmal
2360   Puls fühlbar kaum I 433-/435/436 (1378/-1379)
2797   Schwindel ohnmachtartig I 166 (108)

und die Modalitäten
1303 Haut untätig (bzw. vermindert tätig) II 168/169 (1331) und
1527 Kälte (allgemein) schl. I 503 (1355),

dann ergeben sich einige Mittel, unter denen immer wieder ein „kleineres" Mittel auffällt: **Apocynum.**

Es wird bestätigt durch die klimakterischen Regelstörungen (Karten 2399, 2408, 2422). Wir brauchen jetzt nur noch im *Kent* nachzusehen, um das Mittel auch in allen großen Rubriken wie Übelkeit, Appetitlosigkeit, Mattigkeit, Taubheitsgefühl (Hände) und Kopfschmerzen zu finden. Nur in einer Arzneimittellehre finden wir nicht alles, sie sind gekürzt. Apocynum ist ein bekanntes Kreislauf- und Nierenmittel.

Fall 248: Ein 46jähriger Mann, Betriebswirt, Bilanzbuchhalter in einem chemischen Werk, wurde am 1.3.1991 zu mir geschickt: groß, breit, vollblütig rot (er hat auch früher Blut gespendet). Hastig sprechend klagte er, daß er immer Angst hat zu ersticken, besonders wenn es zu warm ist. Es kommt dann vom Bauch herauf, dabei bricht Schweiß aus, besonders am Kopf, und er muß tief „Luft holen". Wenn er viel zu tun hat, ist es besser, schlechter, wenn er daran denkt. Einmal mußte er deswegen eine Autofahrt unterbrechen und rechts heranfahren.

1985 kam er in Kärnten mit dem Auto in einem Tunnel in einen Stau. Seitdem kommen diese Zustände. 1986 hatte er in der damaligen DDR zu tun und fühlte sich dort (politisch) wie eingeschnürt. 1989 litt er dort in einem Braunkohlegebiet unter der schlechten Luft.

Er bekam ein Korn C 30. Nach einer Woche sollte er dasselbe Mittel in D 200 nehmen. Dazu kam es gar nicht mehr.

Am nächsten Tag traf ich die Frau: „Was haben Sie mit meinem Mann gemacht? Der ist ja so aufgekratzt, so habe ich ihn noch nicht gesehen!" Seit dem 7.3. ist es gut. Keine Angst mehr.

Lösung Fall 248: Die hastige Sprechweise entsprach der Angst, dem, wie das Wort sagt, Gefühl der Beengung, des Luftmangels. So haben wir die Lochkarten

2903 spricht hastig I 97 (66)
 853 Furcht zu ersticken I 42 (29)
 850,1 Furcht in engem Raum I 42 (29)
 142 Atmen tief Verlangen III 349 (780) und
2691 Schweiß bei Angst II 69 (1287).

Das ergibt nur **Stramonium**.

Dazu paßt:
2349 Plethora I 409 (1376)
 383 Beschäftigung bessert I 17 (12)
3160 Wallungen I 408, 415 (1345, 1354) und
1818 Kopf Schweiß I 200 (222).

Man sieht hier, daß Stramonium auch in einem chronischen Zustand wirkt, wenn es paßt. Dafür sprach in diesem Fall auch die Erstreaktion.

Fall 249: Ein 37jähriger Bauzeichner mit „Petit mal" kam am 9.11.1987. Er habe seit 20 Jahren Kopfschmerzen zum „an die Wand rennen". Sie kämen plötzlich vom Nacken herauf. Er wirkt lahm, einsilbig, kontaktarm, langsam, ist gerne allein. Er bestätigt, er sei erschöpft und deprimiert. Manchmal sei er wie nicht da, nehme sich selbst nicht wahr. Das kann Sekunden bis eine halbe Stunde dauern. Es war ihm sogar einmal aufgefallen, daß er mit dem Auto eine Strecke „blind" gefahren sei (!!).

Die von ihm mitgebrachten Befundberichte eines Krankenhauses sagen aus, daß das Leiden seit ca. 4 Jahren bestand. Einmal sei er verwirrt gewesen und habe die Augen verdreht. Keine Vorboten. Die Ätiologie konnte nicht geklärt werden. In der Familie sind keine Anfallsleiden bekannt. Neurologisch war kein krankhafter Befund erhoben worden; das CT ergab keinen Tumor, das EEG einen fraglichen parietalen Herd rechts.

Direkte Befragung ergab nur ein Symptom: Ekel gegen Fleisch.

Er bekam ein Korn D 200. Seitdem ist es bis heute nicht mehr zu derartigen Absenzen gekommen. Auch die Kopfschmerzen haben inzwischen aufgehört, erschienen nur noch einmal kurz am 10.7.1989.

Lösung Fall 249: Wenige Symptome brachten es an den Tag:
Karte
1922 langsam I 68 (48)
   6 Absenzen I 18 (13, 14)
3244 wortkarg I 76 (52/53; 66)
  51 allein gern I 57 (42)
1774 Kopfschmerz schießend I 344 (202)
2155 Nackenschmerz aufwärts II 330 (909)
2592,1 schmerzüberempfindlich I 460/461 (1346) und
 780 Fleisch ungern III 417 (483).

Das Mittel war **Helleborus**.

Fall 250: Eine 36jährige Frau, die vor längerer Zeit wegen einer Gastroptose in meiner Behandlung war, hatte am 17.2.1988 einen Unfall: Eine Eisenstange schlug ihr an den Kopf und traf sie unter dem rechten Auge. Am 19.2. kam sie aus dem Krankenhaus beurlaubt in meine Sprechstunde. Dort waren alle nötigen Untersuchungen gemacht worden: EEG, LP, CT usw. Ich sehe ein Brillenhämatom, sie ist bleich und klagt über durch Kommotio bedingte Kopfschmerzen und Übelkeit. Außerdem bestand eine vollständige traumatische rechtsseitige Abduzenslähmung: Beim Blick nach rechts bleibt das rechte Auge in der Mitte stehen. Anstrengung schmerzt, stechend.

Auf Arnica LM XII, stündlich 1 Körnchen, rief sie am 25.2. an und sagte, daß sie keine Schmerzen mehr habe. Sonst keine Besserung. Auch nicht auf Hypericum C 60, Gelsemium LM XII, Opium D 200 und Digitalis C 30. In der Folgezeit bestand zeitweise ein horizontaler Nystagmus beim Versuch der Augenbewegung. Nur mit großer Mühe konnte das rechte Auge eine Spur nach rechts bewegt werden.

Am 31.3.1988 bekam sie ein Korn D 200.
8.4.1988: Es ist besser. Auch kein Stechen und keine Übelkeit mehr.
3.5.1988: weitere Besserung.

Seit dem 16.6.1988 ist es gut und die Funktion des Abduzens vollständig wiederhergestellt. Bei der Nachuntersuchung in der Augenklinik sagte man: „Wir können uns das nicht erklären."

Lösung Fall 250: Die Symptome waren
1827   Kopfverletzung L 184, 202 (117, 224)
3132,2 Verletzungsfolgen blutig (das Hämatom) L 453 (1412)
3047   übel bei Kopfschmerz III 478 (537)
2845   sieht doppelt II 20, III 76 (277, 283)
 166   Augenanstrengung schl. III 23, 37 (262, 282) und
2234   Nystagmus Pendel III 5 (246).

Das Mittel ist — außer Sulfur — **Cicuta virosa.**

Es hat auch „Stechen" im 3. Grad. Wer hätte an das „Epilepsiemittel" gedacht?

Fall 251: Eine 50jährige Frau klagte am 6.4.1990 über trockenen Husten mit Kitzel in der Halsgrube und in der Nase. Dabei schmerzte die Brust mitten oben krampfartig. Ihre Schwägerin hatte sie im Streit geschlagen und des Hauses verwiesen. Sie war immer schon erschöpft und deprimiert.

Sie bekam gleich ein Glob. D 200, das nur am 15.5.1990 wiederholt werden mußte. Bald darauf schrieb sie: „Das hat sehr gut geholfen!"

Lösung Fall 251: Wir hören immer wieder: die psychischen Symptome stehen an erster Stelle. Nicht immer. Aber hier war es wirklich so. Wir müssen uns wie gesagt über den Zusammenhang von Symptomen klar werden. Wir wissen um die Wechselwirkung von Leib und Seele. Wir wissen auch, wie viele Faktoren Hustenreiz auslösen können. Die Mittelwahl und ihre Wirkung bestätigt die psychische Komponente im vorliegenden Fall. Wir haben nämlich:
378   Beleidigung schl. I 25 (11)
3132,1 Verletzungsfolgen (warum nicht auch psychische?) I 453 (1412)
1075   Halsgrube Kitzel bei Husten III 312, 30 (753, 795) und
 440   Brustbein schmerzt bei Husten II 251 (849).

Das ergibt nur **Acidum phosphoricum.**

Dazu paßt:
2191   Nase innen juckt III 142 (340) und
2943,1 Streit I 100 (98).

Dazu paßt aber ganz besonders auch die Erschöpfung und die Depression. Auch das hat sich gebessert.

Fall 252: Eine 35jährige Frau, die einen Sohn hat, und seit 8 Jahren Witwe ist, schwach und mager, kam am 1.12.1989 und klagte über Schwindel mit Übelkeit, dabei werde es ihr dunkel vor den Augen und sie sehe dann kurze Zeit nichts; es werde ihr warm und kalt; nachts deckt sie sich bis zum Kinn zu, aber dann muß sie aufstehen und lüften; auch bei geringen Anstrengungen kommt es zu Atemnot. Sie sagte: „Ich klapp noch zusammen." Sie riecht nach Zigaretten, rauchte bisher stark, aber das schmeckt ihr nicht mehr. Wenn sie Metall anfaßt, ist es ihr wie wenn elektrischer Strom durch sie ginge. Sie klagte über Schüttelfröste und Gänsehaut oder Hitzegefühle. Sie schwitzt auch im Schlaf und wird nach 2 Uhr wach.

Oberkörper und Bauch sind schweißnaß; der Puls beträgt 120/min, ist unregelmäßig und schwach, der Blutdruck beträgt 105/70 RR.

Vorgeschichte: 3 Schwangerschaften: Nach einer Totgeburt wurde dann ihr Sohn geboren, die 3. Schwangerschaft mußte wegen schlechter Blutwerte abgebrochen werden.

Sie bekam ein Korn C 30. Es kam zunächst zu einer Reaktion mit Brennen an Händen und im Gesicht, Herzstechen und vermehrtem Appetit. Am 6.2.1990 bekam sie dann dasselbe Mittel in C 200. Schon eine Woche später berichtete sie, daß alle Symptome sich wesentlich gebessert haben.

Lösung Fall 252: Es handelt sich um eine Kreislaufschwäche mit den Symptomen
1606 Kollaps I 417 (1357)
 896 Gänsehaut II 155 (1315)
1369 Hitze wechselt mit Frost I 415, II 37, 40 (1271/72, 1354)
2984 Tabak ungern obwohl gewöhnt III 419 (485) und
2729 Schweiß oben II 63 (1289).

Das Mittel ist **Camphora.**

Dazu paßt die Tachycardie, die Hypotonie, das Temperaturverhalten und der Schwindel und die Dyspnoe.

Fall 253: Eine 36jährige kinderlose Frau mit auffallend rotem Gesicht sollte hysterektomiert werden. Als Ursache zu starker Blutungen hatte der Gynäkologe eine „zu große" Gebärmutter und eine Zyste im rechten Eierstock festgestellt. Sie klagte über Kreuzschmerzen vor der Regel. Die Regel kam alle 3 Wochen, war schmerzhaft, die Blutung war stark und hell, dauerte meist 6 Tage. Im Unterleib empfand sie ein Völlegefühl. Außerdem bestanden zur Zeit des Eisprungs Zwischenblutungen. Frauenmantel und Hirtentäscheltee besserten jeweils vorübergehend etwas.

Sie klagte außerdem über Stirnkopfschmerzen, sei aber nur selten erkältet. Der Puls ist kaum zu fühlen. Die Zunge ist in der Mitte gelblich belegt.

Sie bekam zunächst ein Korn C 30, kurz vor der zu erwartenden nächsten Regelblutung zu wiederholen. Das war am 5.3.1991.

Am 15.3.1991 rief sie an: die Regel war wieder gekommen, diesmal 3 Tage später als sonst, kaum noch schmerzhaft, aber noch stark.

Am 2.4.1991 stellte sie sich wieder vor. „Das hat Wunder gewirkt!" Die Menses kamen jetzt zu normaler Zeit, weniger stark, nur am 3. Tag geringfügig schmerzhaft. Die Zwischenblutungen haben aufgehört. Auch im allgemeinen fühlt sie sich viel wohler; eine vorher geklagte Übelkeit hat aufgehört und auch der Kreislauf hat sich gebessert. Sie bekam nun ein Glob. desselben Mittels als C 200 mit der Anweisung, es nur einzunehmen, falls die oben geschilderten Symptome sich wieder zeigen sollten. Von einer Operation konnte Abstand genommen werden.

Lösung Fall 253: Hier wurden nur die Lokalsymptome zur Wahl herangezogen:

x 2403 Regel früh
  2422 Regel stark III 765/766 (726)
  2412 Regel schmerzhaft III 767, 792 (727, 734)
  2408 Regel lange III 765 (724)
x 417   Blutung hell
x 902,1 Gebärmutter Blutandrang – und nehmen wir dazu noch die Kinderlosigkeit:
x 2923,1 Sterilität,

dann ist einziges Mittel **Millefolium.**

Es hat nach *Mezger* auch Übelkeit, Kreislaufschwäche und Kopfschmerzen. Charakteristisch ist auch der Blutandrang zum Kopf (rotes Gesicht).

Bei den mit x bezeichneten Symptomen steht Millefolium nicht im *Kent,* daher wurden hier die Seitenzahlen weggelassen.

Fall 254: Der 30jährige *F. M. K.* hatte seit vielen Jahren den ganzen Rücken voller Aknepusteln. Außerdem klagte er über gelegentliche Rückenschmerzen und über Blähungen. Wenn er im „Streß" sei, sei alles schlimmer. Wärme wurde schlecht vertragen. Er sei immer in Eile, dann schwitze er und habe Hitzewallungen. Er müsse sich aber immer bewegen, fühle sich dann wohler.

Er riecht nach Schweiß, besonders die Achselhöhlen sind naß. Auf der Stirn bemerke ich stark gerötete Narben.

Da ich keine Hochpotenz im Schrank hatte, verordnete ich D 12, jeden Morgen 5 Tropfen zu nehmen. C 30 sollte er bestellen und davon ein Korn einnehmen, die Tropfen dann weglassen.

Schon am 21.2.1991 haben Akne und Hitzewallungen nachgelassen.

25.3.1991: ich wundere mich — die Akne ist bis auf Reste verschwunden, es sind noch Narben davon zu sehen.

Am 17.5.1991 sehe ich ihn wieder in Begleitung seines kleinen Söhnchens dessentwegen er mich konsultieren will — ihm geht es gut.

Nachzutragen ist noch, daß er hinsichtlich der Ernährung beraten wurde und kalte Armbäder, Kniegüsse und Barfußgehen verordnet wurden. Hätte die Homöopathie auch ohne das geholfen?

Lösung Fall 254: Hier steht nur die Akne im *Kent,* alle anderen Symptome habe ich für das passende Mittel aus der Literatur ergänzt.

   47 Akne II 185 (1306)

x 3160 Wallungen

x 596 Eile

x 2171 Narben werden rot

x 3165 Wärme schl.

   x 78 Anstrengung, geistige, schl. („Streß")

   x 393 Bewegung bessert (fühlt sich wohler) und

   x 2743 Schweiß stinkt.

Das ergibt, außer Lachesis, für das aber sonst keine zwingenden Symptome da waren – **Sulfur jodatum**.

Wer denkt bei Jod nicht an die Jodakne und bei Sulfur nicht an die Haut und die Hitzegefühle!

Fall 255: Eine 44jährige Frau klagte am 11.4.1991 über Schlaf„losig"-keit. Sie wache beim geringsten Geräusch auf. Sie ist Raucherin. Außerdem klagt sie über mindestens siebenmal jeden Tag auftretendes Kribbeln in den Fingerspitzen beiderseits bis zum Arm hinauf. Außer Beratung zur Lebensweise bekam sie ein Korn C 200.
Am 7.5.1991 rief sie an – sie schläft jetzt gut.

Lösung Fall 255: Karte
    162   Aufwachen von Geräusch, leichtestem
x 760   Fingerspitzen Ameisenlaufen
x 151,1 „aufsteigendes Gefühl"
x 2383 Rauchen Verlangen –

Einziges Mittel ist hier **Asarum**.

Fall 256: Eine 45jährige Frau wurde mir am 5.12.1988 von der Hausärztin überwiesen wegen Dysmenorrhöe. Seit 7 Jahren hatte sie eine sehr starke Regel. Während dieser Zeit tat ihr „alles" weh; nachher war es besser. Während der Geburt ihrer jetzt 20jährigen Tochter kamen blutende Hämorrhoiden heraus. Die Regel dauerte meist 7 Tage. Es war eine Gebärmutterknickung festgestellt worden. Die Ohren seien manchmal wie „zu". Während der allgemeinen Gliederschmerzen konnte sie nicht liegen; bei naßkaltem Wetter waren sie schlimmer. Nach Ernährungsgewohnheiten befragt, gab sie an: viel Fleisch, Abneigung gegen Süß. Beim Betrachten fällt bei ihr eine allgemeine Blutfülle auf.

Sie bekam ein Mittel in D 4, beim Auftreten starker Blutung 3mal täglich 5 Tropfen zu nehmen. Außerdem wurde die Ernährung eingehend besprochen.

Lösung Fall 256: Die Lochkarten waren:
2408   Regel lange III 765 (724)
2422   Regel stark III 765/766 (726)
x 1108,2   Hämorrhoiden blutend
x 2349   Plethora
x 3220   Wetter kalt-naß schl.
x 781   Fleisch Verlangen und
x 2980   Süß ungern.

Außer Sulfur ergibt sich **Erigeron canadensis**.

Die Blutungen und die anderen Beschwerden haben sehr bald nachgelassen und am 10.7.1991, als sie wegen weiterer Erscheinungen (Arthrose des rechten Kniegelenks) kam, hörte ich, daß seitdem alles gut sei; auch die inzwischen eingetretenen Wechseljahre sind ohne Beschwerden verlaufen.

Erigeron ist ein bewährtes Mittel bei Blutungen und Blutwallungen. Im *Kent* ist es nur unvollständig und nur zu finden anhand von in Arzneimittellehren gefundenen Ergänzungen.

Fall 257: Dieser 51jähriger Mann wurde mir am 25.4.1989 ebenfalls von der Hausärztin überwiesen. Im September 1988 begannen Magenbeschwerden. Am 22. November 1988 mußte wegen eines Karzinoms der ganze Magen exstirpiert werden. Seitdem Durchfall! Nach jedem Essen oder Trinken mußte er immer sofort schnell „rennen", es schoß flüssig heraus, zugleich mit stinkenden Blähungen. Die Kotmassen enthielten viel unverdaute Reste. Er hatte immer Hunger, mußte sogar nachts essen, nahm aber nicht zu. Manchmal war es ihm auch, als wenn das Gegessene ihm in der Speiseröhre steckenbliebe. Er hatte schon 17 kg abgenommen. Nachuntersuchung ergab aber keinen malignen Prozeß mehr.

Der Bauch ist schlaff und tympanitisch, nicht druckschmerzhaft, die Zunge glatt, feucht und etwas braun.

Was war zu tun? Stellen Sie sich vor, Sie haben einen Partner(in), mit dem (der) Sie zusammenzuarbeiten gewohnt sind. Der (die) scheidet nun plötzlich aus, ist tot. Sie sollen nun die ganze Arbeit allein machen. Sie werden sich bedanken, was zuviel ist, beiseite werfen. So war es auch mit Magen und Darm. Alles raus! Aber so geht es auf die Dauer nicht, wir müssen ihn „fit" machen, damit er die Situation wieder bewältigen kann. Hier waren also nur die Lokalsymptome wahlanzeigend. Er bekam ein Mittel in C 30, 3 Tage nacheinander je 1 Korn, dann Pause, nur bei Bedarf zu wiederholen. Am 6.5.1989 traf ich die Hausärztin: kein Durchfall mehr! Nur am 9.5. mußte das Mittel nochmals in D 200 wiederholt werden. Es wechselte noch etwas, nach dem 29.1.1990 war es gut.

Lösung Fall 257: Hier waren nur die den Darm betreffenden Symptome zu berücksichtigen.
534 Durchfall nach dem Essen III 606/607 (615)
2951 Stuhldrang plötzlich III 621 (633)
560 Durchfall schießend III 652 (640, 643/44)
3236 Winde während Stuhlgang III 615 (611/612)
3234 Winde stinkend III 615 (611)
2973 Stuhl unverdaut.

Es erscheinen Aloe und Podophyllum. Beide 3mal im 3. Grad. „Durchfall schießend" hat Podo. im 3. Grad, Aloe hat mehr Schwäche des Sphinkters. Das Mittel ist **Podophyllum.**

Fall 258: Ein 45jähriger Mann suchte mich am 12.6.1990 erstmals auf wegen einer seit 2 Jahren bestehenden Proktokolitis. Das ist eine lange Krankengeschichte. Er hatte schon viele Ärzte aufgesucht und schon zahlreiche Medikamente genommen. Ich will mich kurz fassen. Er klagte über sehr häufige schleimig-blutige Durchfälle mit Frösteln, Übelkeit und großer Schwäche, der Stuhldrang kam jederzeit unversehens plötzlich, so daß er schnellstens das Klosett aufsuchen mußte, zugleich mit reichlich Blähungen. Manchmal ging es auch „in die Hose". Schon vor der Stuhlentleerung empfand er Bauchschmerzen. Die Entleerungen waren, könnte man sagen, ruhrartig.

Auch bei mir half kein Mittel. Nicht Argentum nitr., nicht Aloe, Nat.-s., Sulfur, Arsen, Podophyllum, Colchicum und noch einige andere. Und das, obwohl er jedesmal mit sehr genauen und eingehenden Schilderungen und Aufzeichnungen kam. Er war schon ganz entmutigt. Um so mehr wunderte ich mich über die Ausdauer, mit der er immer wieder zu mir kam. Er war im ganzen achtzehnmal hier.

Und dann, am 5.12.1990, gelang es doch noch, eine Wende herbeizuführen. Er hatte inzwischen angegeben, daß Zeiten mit Heißhunger abwechselten mit Zeiten völliger Appetitlosigkeit. Das Symptom findet sich im Erbe-*Kent* auf Seite 487 rechts, bei *KK* Bd III S. 615. Das Mittel, das die Heilung brachte, ist darin aber nicht verzeichnet. Es wurde von mir ergänzt anhand von Arzneimittellehren.

Er bekam es am 5.12.1990 zunächst als LM VI, dann D 200, am 27.12.1990 D 500. Schon an diesem Tag sagte er, „das war ein Erlebnis!" Er mußte „nur" noch 3–6mal zum Klosett. Die Blutungen und alle Symptome ließen in der Folgezeit nach. Seit dem 31.1.1991 ist es gut: keine Durchfälle mehr, keine Schmerzen, kein Blut, kein Schleim. Es zeigten sich dann ab und zu noch minimale Blutspuren, zum Abgewöhnen. D 500 wurde am 11.3.1991 und am 25.4.1991 nochmals wiederholt. Seit dem 3.6.1991 ist der Mann symptomfrei. Es hat bis heute angehalten.

Lösung Fall 258: Das entscheidende Symptom war das, was ich zuletzt erfuhr: x 1410 Hunger wechselnd Appetitlosigkeit. Diese Karte enthält keins der vordem gegebenen Mittel. Die übrigen Karten waren:
3236 Winde während Stuhlgang III 615 (611/612)
2659 Schwäche nach Durchfall I 442 (1399)
2499 Satt nach wenigen Bissen III 422 (486)
2506 scharf gewürzt Verlangen III 483 (542).

Schon diese 4 Symptome ergeben als einziges Mittel **China.**

Hinzu kommen 2953 Stuhl geht ab, 324,1 Bauchschmerz vor Stuhl, 2539 schläft ein im Sitzen, und 2327 peinlich in Kleinigkeiten (die Aufzeichnungen). Man sieht wieder, wie wichtig die Ergänzungen sein können.

Fall 259: Ein 65jähriger Mann, in verantwortlicher Stellung und sehr viel auf Reisen, selbstbewußt, leidet seit 20 Jahren an Colitis ulcerosa, besonders wenn er unter psychischem Druck steht. Er zeigte Berichte und Befunde, berichtete weitschweifig, aber genau, hatte schon alles mögliche versucht. Er hat „zwanzigmal" am Tag Stuhlgang, schnell, sonst geht es „in die Hose". Man kann sich vorstellen, wie hinderlich das in seinem Beruf ist; er ist führender Industriemanager.

Symptomatik: Die Entleerungen sind schleimig-blutig, schmerzlos, unter starkem Druck, mit viel Luft, besonders nach einer Mahlzeit. Danach fühlt er sich jedesmal schwach, wie wenn er sterben müßte.
Er bekam am 21.3.1991 C 30, bei Bedarf zu wiederholen.
23.4.1991: nur noch zweimal täglich Stuhl, fast normal.
13.7.1991 Anruf: fast normaler Stuhl, gelegentlich noch mit etwas Blut und dünn, sonst geformt. Manchmal Stuhldrang, aber es kommt nur Luft. Ich schicke ihm brieflich eine D 200. Ich werde wieder von ihm hören.

Lösung Fall 259: Das ist natürlich **Aloe:**
   2953 Stuhl geht ab III 632
   534 Durchfall nach dem Essen III 606/607 (615)
  3236 Winde während Stuhlgang III 615 (611/612)
  2951 Stuhldrang plötzlich III 621 (633)
x 2923 sterben glaubt zu müssen I 137 (89)
x 2659 Schwäche nach Durchfall I 442 (1399)
    78 Anstrengung geistige schl. I 10 (7)
   562 Durchfall schmerzlos III 611 (618).

Fall 260: Eine 40jährige Frau litt an Dysmenorrhöe. Die Regel war sehr stark („es läuft wie Wasser"), kam zu früh, dauerte 14 Tage mit einer kurzen Unterbrechung, die Blutung war hell und dünnflüssig; vor der Regel schmerzten die Lenden. Außerdem hatte sie Zwischenblutungen. Sie bekam am 10.6.1991 C 30, bei Bedarf zu wiederholen. 12.7.1991: es ist fast gut, die Regel weniger stark und fast normal, und das erstmalig seit 7 Jahren!

Lösung Fall 260:
   2422 Regel stark III 765/766 (726)
x 2403,1 Regel gußweise
   2408 Regel lange III 765 (724)
   2403 Regel früh III 764 (725)
   2428 Regel unterbrochen III 769 (725/726)
   2397 Regel dünn III 764 (724)
x 417 Blutung hell
   1947 Lendenschmerz vor Regel II 338 (904)
   2096 Mittelblutung III 772 (730).

Das ist **Sabina**
Immer wieder kommen Patienten zu uns mit einer Menge klinischer Daten, Labordaten und spezieller Organbefunde, als wenn es darauf ankäme, hier oder dort etwas zu ändern oder zu ersetzen. Aber der Mensch ist kein Auto. Dementsprechend waren auch die bisherigen Erfolge, besonders wenn es sich um einen chronischen Fall handelt.

Darum hören wir immer wieder von der Notwendigkeit, die Gesamtheit der Symptome zu beachten. Aber was ist das? Es ist die Gesamtheit aller vorherrschenden *und* auffallenden Symptome in konstitutionell zu behandelnden Fällen. Sonst aber oft auch nur die Gesamtheit funktioneller oder örtlicher Symptome, soweit sie miteinander zusammenhängen. Es sei denn, daß ein besonders merkwürdiges Symptom dazukommt. Wir müssen nur alles ganz genau erfragen. Es kann sich manchmal ein ganz anderes Mittel ergeben, als die Krankheitsdiagnose vermuten läßt.

Fall 261: Eine 51jährige Frau war seit einem Jahr „schlaflos". Nichts hat geholfen. Sie kam am 2.7.1991. Nachts ist sie hellwach. Oft muß sie weinen. Manchmal hat sie plötzlich Angst mit Brustbeklemmung und Atemnot. Jeweils 3 Tage lang rechtsseitiger Kopfschmerz mit Übelkeit. „Es zieht dann so das Gesicht herauf." Bei Aufregungen muß sie auf die Zähne beißen.

Fragen: Kaffee? Ja. — Seit wann besteht die Schlaflosigkeit, was war damals? Damals war die Tochter schwerkrank. Das hat ihr einen Schock gegeben, und es war ihr, als wüßte sie nicht, wo sie war.

Sie bekam ein Glob. D 200. Kaffee sollte sie weglassen.

26.7.1991 Anruf: sie schläft jetzt. Zuletzt hörte ich sie am 6.9.1991. Ihr Zustand war seitdem gut geblieben.

Lösung Fall 261: Voran die auslösende Ursache:
Karte
2613 Schreckfolgen I 87 (60). Daher heute noch die
   70 Angst plötzlich I 8 (6) und
x 703 Fehler Orientierung (von mir ergänzt).

Einziges Mittel ist **Platin.**

Dazu passen die Kopfschmerzen mit Übelkeit, das aufsteigende Gefühl im Gesicht (Karte 151,1), von mir ergänzt nach *Bönninghausen*, und der Trismus.

Fall 262: Auch in diesem Fall war das passende Mittel ein anderes, als zu vermuten war. Am 5.3.1991 kam ein 35jähriger Mann und klagte über linksseitige Rückenschmerzen, besonders beim Aufstehen vom Sitzen. An einigen Stellen war ein druckschmerzhafter Hartspann zu tasten. Auf Befragen, seit wann die Beschwerden bestehen, gab er an, im Alter von 16 Jahren habe er sich beim Weitsprung die Lendenwirbelsäule „ausgerenkt". In den folgenden Jahren wurde er wiederholt „eingerenkt". Außerdem habe er sich beim Fußballspielen wiederholt eine Bänderzerrung (?) zugezogen. Heute ist er im Büro tätig (telefonischer Verkauf), es muß immer schnell gehen. Der *gelenkte Bericht* ergibt nur noch ein Symptom, aber ein merkwürdiges: Nach Urinlassen spüre er einen Schmerz in der Nabelgegend, aber nicht immer, das sei etwa nur dreimal im Jahr der Fall.

Er bekam ein Mittel als einmalige Dosis in D 200. Am 22.4.1991 war er beschwerdefrei und am 20.6.1991 sagte mir seine Frau, daß es seitdem gut war.

Lösung Fall 262: Hier sind weniger die Rückenschmerzen als die Tatsache der wiederholten Verletzungen (Bänderzerrungen) zu berücksichtigen, dazu sein eiliges Temperament:
3132,1 Verletzungsfolgen I 453 (1412)
  596   Eile I 26 (19)
  524   Druck schl. I 495/496 (1345/1346).

Es erscheinen zahlreiche Mittel, so kommen wir nicht weiter. Was aber hat das merkwürdige Bauchsymptom damit zu tun? Wir wollen es einmal versuchen:
296 Bauchschmerz nach Harnlassen III 549 (566).

Und nun ist einziges Mittel **Acidum phosphoricum.**

Aber 3mal nur im 1. Grad! Kann das stimmen? Seine Frau hatte gesagt, daß er sehr verschlossen ist:

3244 wortkarg I 76 (52/53, 66) — das hat Ac.-phos. im 3. Grad! Über die Zusammenhänge mit den durch Trauma bedingten Rückenschmerzen kann man sich seine Gedanken machen, Tatsache ist, daß das Mittel geholfen hat. Ob auch eine psychische Veränderung eingetreten ist, weiß ich nicht.

Fall 263: Es handelte sich um eine 51jährige Frau mit einer vasomotorischen Rhinitis. Die Nase läuft, kribbelt und brennt innen, ist sonst trocken, auch der Mund, die Augen sind „dick", rot und jucken, sie muß oft und heftig niesen. Man sagt auch „Allergie". Getestet wurde sie nicht.

Sie bekam ein Korn C 60. In wenigen Tagen war alles weg und so blieb es auch zumindest bis zum 23.8.1991, wo ich zum letztenmal von ihr hörte. Die Verordnung war am 5.4.1991.

Lösung Fall 263: Hier standen die Schleimhäute im Vordergrund:
x 2578,2 Schleimhäute brennen
x 2578,4 Schleimhäute trocken
x 2193   Nase innen kribbelt
x 1968   Lider, obere, Schwellung
x 1976   Lider, untere, Schwellung. (nach *Stauffer:* E. offizinalis).

Die Karten sind sämtlich von mir ergänzt, darum wurden keine Seitenzahlen angegeben. Einziges Mittel ist **Euphorbium.**

Wer hätte hier an Euphorbium gedacht? Dazu paßt der heftige Niesreiz und der wäßrige Schnupfen, beide im *Kent.*

Die Euphorbiaarten sind Wolfsmilchgewächse mit heftiger Reizung von Haut und Schleimhäuten. Die Wirkung ist überall ungefähr die gleiche. Bei *Mezger* und *Boericke* ist E. resinifera beschrieben, bei *Voisin* ebenfalls und E. lathyris und E. corollata, im Handbuch von *Heinigke* mehrere Arten. Im *Kent* steht nur „Euphorbium".

Dieser Fall wurde rein vordergründig behandelt aufgrund der Lokalsymptome. Die Wirkung hat angehalten. Wenn nicht, wäre an Konstitutionsbehandlung zu denken.

Fall 264: Diese 50jährige Frau war mir am 20.4.1990 von der Hausärztin überwiesen worden wegen einer seit einem Jahr bestehenden Wurzelischialgie. Röntgenologisch war ein Bandscheibenschaden an entsprechender Stelle festgestellt worden. Sie klagte nach wie vor über unerträgliches Brennen und Stechen wie von Ameisen oder wie Brennesseln, schlimmer in Bettwärme oder beim Beinanheben; auch ein Stützstrumpf wegen Krampfadern wurde nicht vertragen. Im Kreuz brennt es nach langem Sitzen und erstreckt sich rechts das Bein hinunter. Bewegung bessert. In den Unterschenkeln empfand sie eine ständige innere Unruhe, manchmal auch ein Kältegefühl. Das rechte Knie schmerzt beim Treppensteigen. Wenn man ihr die Unterschenkel vorsichtig nach oben ausstreicht, wird das als angenehm empfunden. Die Patellarsehnenreflexe sind äußerst lebhaft.

Sie bekam ein Glob. D 200, bei Bedarf, d.h. wenn nach erster Besserung sich die Empfindungen wieder verschlimmerten, zu wiederholen. Das brauchte sie aber nicht.

Am 5.6.1990 war es deutlich besser, am 19.6.1990 und seitdem war „alles weg!"

Lösung Fall 264: Hier herrschten die Parästhesien vor und die ausstrahlenden Schmerzen mit den Modalitäten:
1895 Kreuzschmerz im Sitzen II 343 (901)
1882 Kreuzschmerz Beine abwärts II 344 (902)
1044 Glieder Ameisenlaufen II 535 (952).

Einziges Mittel ist **Agaricus.**

Dazu das Brennen und Stechen im Kreuz − unter „Brennen" ist hier Agaricus zwar nicht, aber
1896 Kreuzschmerz stechend II 367 (925).

Dazu paßt auch das Kältegefühl, zwar nur 3097 „Unterschenkel Kältegefühl".

Auch die sehr lebhaften PSR passen dazu:
3296 Zucken Muskeln I 457 (1418) und
x 2613 Schreckfolgen I 87 (60).

Außerdem haben wir Agaricus in
2430 Reiben (ausstreichen) bessert I 517 (1381)

393 Bewegung bessert (nicht „langes Sitzen!") I 494 (1343) und
1585 Knie Schmerz Treppensteigen II 603 (1063).

Zu diesem Ergebnis kommen wir aber nur, wenn wir von den obengenannten vorherrschenden Symptomen ausgehen. Die anderen dienen nur zur Bestätigung. Nehmen wir nämlich zuviele Symptome, wird das passende Mittel zugedeckt. Also nicht 374 „Beine unruhig im Sitzen", sondern 3110 „Unterschenkel Unruhe" II 551 (1033), und nicht 3167 „Wärme Bett schl.", sondern 3165 „Wärme schl." Auch nicht 1557 „Kleidung (der Stützstrumpf) lästig", sondern 524 „Druck schl."

Im Zweifelsfall muß also statt der zudeckenden Karten unter der entsprechenden Allgemeinrubrik nachgesehen werden.

Interessant ist, daß die Beschwerden vollständig verschwunden sind — wir dürfen es der Patientin glauben — obwohl nicht anzunehmen ist, daß sich an dem Bandscheibenprolaps oder der Spondylosis wesentliches geändert hat.

Fall 265: Ein 12jähriges Kurdenmädchen kam am 5.10.1990 mit einem seit 5 Jahren bestehenden handtellergroßen stark weiß schuppenden trockenen Hautausschlag im Nacken. Es juckt stark, besonders nach Kratzen und in Wärme. Auch sonst ist die Haut rauh. Angesichts von Verständigungsschwierigkeiten war ich auf Lokalsymptome angewiesen. Sonst war nur zu erfahren, daß die Knie im Laufen schmerzen und knacken. Ein Zusammenhang war nicht erkennbar.

Sie bekam D 12 täglich eine Woche lang, dann am 30.11.1990 C 30. Am 7.1.1991 war es gut. Es hatte mit einer zentralen Aufhellung begonnen. Am 16.5.1991 war noch eine D 200 nötig. Seitdem ist es gut.

Lösung Fall 265: Der Ausschlag schien für Oleander zu sprechen:
2145 Nacken Ausschlag II 302 (885)
1242 Hautausschlag abschilfernd III 173 (1297)
1513 Jucken, kratzen schl. II 148 (1324)
1519 Jucken beim Warmwerden II 149 (1325)
1289 Haut rauh II 166 (1327).

Aber mit den Kniesymptomen
1580 Knie schmerzt im Gehen II 602 (1063) und
1572 Knie knackt II 479 (1009)

ergibt sich als einziges Mittel **Mezereum** — obwohl es sonst auch „nässende" Ausschläge hat. Oleander ist mehr ein Kreislaufmittel und hat stinkende Ausschläge.

Wir brauchen auch Organmittel. Natürlich immer in Übereinstimmung mit dem Allgemeinzustand. So sind die folgenden Fälle meist Ausschnitte aus einem längeren Krankheitsgeschehen. Aber auch da ist eine kurze, einfache, ergänzende nebenwirkungsfreie Behandlung besser als die übliche belastende Dauermedikation. Sie darf nur nicht zu routinemäßig erfolgen. Entscheidend ist ja die einmalige Verbindung charakteristischer Symptome und Zeichen. Auf die Arzneimittellehren allein können wir uns nicht verlassen.

Schön wäre es, wenn der Erfolg immer durch entsprechende Nachuntersuchungen erhärtet wäre. Aber Sie wissen ja, daran hat der Patient, wenn es ihm gut geht, meistens kein Interesse mehr. Wohl aber werde ich öfter erfreut angerufen.

Fall 266: Der kleine 3½ jährige *J. G.* war eine Zangengeburt und kam 10 Tage zu früh. Er war ein Spätentwickler, hat spät gezahnt, lernte spät laufen und sprechen, näßt und kotet noch ein, auch tags. Er wirkt geistig behindert, ist unruhig, auch nachts, eigensinnig, zwar ansprechbar, spricht aber schwer verständlich, lacht albern und wirkt geistesabwesend. Oft saugt er an der leeren Teeflasche, schlägt um sich oder wirft Sachen hin. Ich sah ihn erstmals am 2.5.1991.

Hyoscyamus D 200 wirkte nicht, Barium carbonicum D 12 (täglich) auch nicht.

Am 21.6. bekam er ein anderes Mittel in D 200. Am 19.9. berichtete die Mutter, daß er seitdem ruhiger, lebhafter und selbständiger sei, auch sei er jetzt sauber. Die Sprache sei noch etwas schwierig, sonst aber sei er fachärztlicherseits als unauffällig bezeichnet worden. Er sei jetzt im Kindergarten. Ein schon lange beabsichtigtes EEG wurde nicht gemacht.

Lösung Fall 266: Die Lochkarten
x 2976   Stumpfsinn
  2953   Stuhl geht ab III 632 (634)
x 1551,21 Kind Entwicklung spät

x	1552	Kind geistesträge
	2901	sprechen schwierig III 208 (431)
x	1908,1	lacht albern und
x	2908	spricht zusammenhanglos

ergeben als einziges Mittel **Bufo rana**.

Als Leitsymptome sind Epilepsie und Masturbation bekannt. Sie entfallen hier.

Fall 267: Die blasse und stille 70jährige E. E. litt seit 2 Jahren an Herzbeschwerden und Kreislaufstörungen. Sie klagte am 19. 3. 1990 über Atemnot und Herzklopfen schon bei langsamem Treppensteigen, Druckgefühl in der Stirn, Schwindel, Appetitlosigkeit und Blähungen. Sie friere viel und müsse sich immer sehr warm anziehen. Außerdem habe sie Schmerzen in der linken Schulter. Sie seien schlimmer bei Bewegungen, beim Armheben und erstreckten sich bis zum Ellbogen.

Wegen „Hirnleistungsschwäche im Alter" nahm sie Avigilen, das dann aber abgesetzt wurde.

Die Herztöne waren leise, aber regelmäßig. Puls 70, RR 160/75. Blasse schlaffe Haut, stinkender Achselschweiß. Die reflektorischen Herzzonen vorne und hinten sind druckschmerzhaft, auch im Bereich der linken Schulter.

Sie bekam ein Mittel als D 30, 10 Tage lang jeden 2. Tag morgens ein Tropfen zu nehmen. Bei Herzinsuffizienz außerdem eingehende Verhaltensmaßnahmen.

Am 29. 3. 1990 rief sie an, sie könne jetzt besser Treppen steigen und spüre weniger Herzklopfen. Ich sagte ihr, bei Bedarf solle sie nochmals jeweils einen Tropfen nehmen.

20. 4. 1990: keine Herzbeschwerden mehr. Die Schulterschmerzen beim Armheben bestanden zwar noch, konnten aber durch Punktmassage des M. delt. behoben werden.

Lösung Fall 267: Nur 3 Lochkarten genügten:
x 2635 Schulter, linke, schmerzt
x 2640 Schulter Schmerz zum Ellbogen und
x 3173 Wärme, Mangel an —

Das Mittel steht nicht im *Kent* und wurde daher von mir ergänzt: **Sarothamnus,** auf der Lochkarte mit der früheren Bezeichnung „Spartium".

Auch x 122 „Atemnot bei Anstrengung" paßt dazu.
Die Schulterschmerzen hatten offensichtlich zwei verschiedene Ursachen. Die auch sonst so häufigen muskelrheumatischen Beschwerden lagen u. a. zufällig auch im Bereich der reflektorischen Herzzonen.

Fall 268: Eine 54jährige Krankenschwester, die 2 Kinder hat, kam am 21. 3. 1991 in Begleitung ihres Mannes. Sie klagte über Herzbeschwerden, rheumatische Schmerzen, Schweißausbrüche und Schlaflosigkeit. Insbesondere das linke Knie schmerze seit einigen Jahren und ist auch angeschwollen. Es besserte sich wesentlich bis Juni auf Causticum D 200 am 22. März, D 500 am 10. Mai.
Aber das Herz! Es rase „schlagartig" schon wenn sie sich im Bett umdreht, klopft bis zum Hals, der Puls geht auf 120 (sie hat ihn also gezählt!). Sie hatte ein Gefühl, als ob das Herz zerspringen wollte, dabei war sie naßgeschwitzt. Kein Wunder: sie hatte jeweils 11 Stunden Nachtdienst, allein, und die Patienten waren ungeduldig. Die Herzbeschwerden waren schlimmer nach Nachtdienst.
Oleander (C 60 am 24. 6. 1991) und Aurum (D 200 am 16. 8. 1991) wirkten nur vorübergehend, die Anfälle blieben.
Ich verschrieb ihr deshalb am 30. 9. 1991 ein Mittel in D 12 (eine Hochpotenz hatte ich nicht), abends 5 Tropfen zu nehmen.
Seitdem schläft sie gut, hat keine Herzbeschwerden mehr und fühlt sich auch im Allgemeinen wohl.

Lösung Fall 268: Folgende Karten wurden alle von mir nach *Mezger* ergänzt:
x 1331,1 Herzklopfen Bewegung geringste
x 1335   Herzklopfen zum Hals
x 1320   Herzbeklemmung
x 2365,1 Puls schnell und
x 2735   Schweiß reichlich.

Einziges Mittel ist **Strophantus.**

Strophantus ist ja als Herzmittel bekannt. Während aber in allopathischer Dosierung das Mittel jeweils nur kurz wirkt, hält die Wirkung einer Potenz wesentlich länger an, vorausgesetzt aber, daß die Symptomatik genau stimmt.

Es kommt auch bei nervösen Störungen in Frage. So empfahl *Stiegele* es bei Examensangst. Darauf sollten wir uns aber nicht unbesehen verlassen, wir haben ja je nach Sachlage auch Arg.-n., Gels. u. v. a.

Fall 269: Die 32jährige Frau, bei mir seit 5 Jahren wiederholt in Behandlung wegen allerhand Beschwerden, war jetzt im 4. Monat schwanger, als sie am 6. 9. 1991 über Übelkeit und Gebärmuttersenkung klagte, so sehr, als ob „unten alles rauskommen wollte". Die Frauenärztin konnte dem nicht abhelfen. Auch Sepia hatte nicht geholfen. Der Magen „drückte nach oben". Dazu kamen Durchfälle und Völlegefühl nach dem Essen. Die Kleidung störte, der Hals war „zu", im Sitzen bekam sie „kaum" noch Luft. Hinzu kam noch häufiger Harndrang. Wie sie noch sagte, müsse sie sich immer betätigen, dann fühle sie sich wohler.

Ich verschrieb ihr ein Mittel in D 3, 3mal 10 Tropfen vor dem Essen zu nehmen. Am 26. 9. höre ich von ihr telefonisch, daß es sehr gut geworden ist. Auch die Übelkeit hat aufgehört, um aber nach vorübergehendem Aussetzen des Mittels wieder einzusetzen.

Am 4. 10. 1991 stellte sie sich wieder vor: kein Senkungsgefühl mehr! Die Gesichtsakne hat sich zunächst verschlimmert.

8. 11. 1991: Es geht ihr „blendend!" Die Gynäkologin sei begeistert: die Ptose ist verschwunden. Die Akne auch. Keine Übelkeit und keine Durchfälle mehr. Auch der häufige Harndrang hat nachgelassen.

Lösung Fall 269: Nehmen wir die Lochkarten:
  909 Gebärmutter Vorfall III 776, 778, 794 (736, 744)
x 1557 Kleidung lästig (von mir ergänzt) und
  383 Beschäftigung bessert I 17 (12).

Dazu aus der Zeit vor der Schwangerschaft, weil in Beziehung dazu:
2422 Regel stark III 765/766 (726) und
2403 Regel früh III 764 (725) −

dann ergeben sich immerhin noch 12 Mittel! Aber keines hat die Senkungsbeschwerden so stark wie Sepia – das aber nicht half – und **Helonias.**

Auch an Fraxinus wäre noch zu denken gewesen, es paßte aber weniger. Es hat mehr Unruhe und Angst. Den Harndrang bei Senkung haben wir bei Sepia und Lilium tigrinum. Noch zur Gegenüberstellung: Sepia hat Depression, Helonias Betätigungsdrang. Sepia ist mehr verstopft, Helonias hat Durchfälle.

Fall 270: Eine 40jährige Frau, Mutter von drei Kindern, kam am 3.6.1991 wegen Dysmenorrhöe. Die Regel (ohne „Pille") war stark, besonders die ersten beiden Tage, dauerte je 6 Tage, kam alle 25 Tage, war dunkel, schmerzte bis zum Oberschenkel ausstrahlend. Vor der Regel fühlte sie sich schlecht, wie in ein Loch fallend, und hatte Kreuzschmerzen. In der Vorgeschichte ein Abort.

Sie ist blutarm, oft erkältet, hat meist kalte Hände und Füße, braucht viel Schlaf.

Sie bekam ein Mittel in C 30, vor der nächsten Regel zu wiederholen. Außerdem Ernährungsberatung, Trockenbürsten, heiße Sandfußbäder, Sauna.

Anruf am 20.6.: die Blutung ist weniger stark und schmerzhaft. C 200. 18.7.: Noch stark, aber keine Schmerzen mehr. Nochmals C 200. 12.8.: Es ist gut!

Lösung Fall 270: Die wahlanzeigenden Symptome waren:
2403 Regel früh III 764 (725)
2422 Regel stark III 765 (726)
2390 Regel, vorher schl. I 511 (1367)
x **2417** Regelschmerz zum Oberschenkel (von mir ergänzt) und
x **416** Blutung dunkel (dgl).

Das Mittel war **Bovista.**

Noch nie kamen so viele Neurosen zu uns in die Praxis. Sie wurzeln oft schon in der Kindheit. Psychotherapie hat das aufzuklären. Ubi pus, ibi evacua. Aber eine seelisch-körperliche Fehlhaltung besteht oft noch lange fort. Der Organismus ist sozusagen falsch programmiert. So muß in der Psychotherapie auf die analytische die aufbauende Phase folgen. Aber die dauert lange. Psychotherapeutische Behandlungen laufen nicht selten über zwei oder mehr Jahre. Homöopathisch können wir das wesentlich abkürzen, mit begleitenden Aussprachen natürlich. Und wenn noch die Lippen zusammengepreßt werden, löst ein Korn Ignatia bald die Zunge. Wenn wir dann die Patienten zum Lachen oder Weinen bringen, so Kollege *von Ungern,* haben wir bald gewonnen.

Fall 271: Eine 44jährige Frau, Mutter von zwei Kindern, klagte am 27.9.1990 über Durchfälle, besonders wenn sie Angst hat. Dahinter steckten schwere psychische Belastungen. Sie ist seit 10 Jahren geschieden. Auch von einem neuen Partner hat sie sich getrennt.

Ihre Kindheit war dunkel, die Eltern zerstritten und sehr streng. Sie durfte sich nie aussprechen und konnte auch nicht weinen. Während sie das sagt, beißt sie sich auf die Lippen. Immer hat sie Angst, man sei böse auf sie, wenn sie einmal etwas sagt. Sie hat das Gefühl einer Verpflichtung, die sie nicht erfüllen könne und ist immer im Zweifel, ob sie alles richtig macht. Es ist ihr, als müsse sie verhungern oder als sei sie in einer Höhle oder in einem Loch. Sie träumt viel von den Eltern, so z. B. sie sei in einem dunklen Zimmer und die Mutter habe die Tür zugemacht. Sie hat oft große Angst, als müsse sie sterben. Sie träumt von Krieg, von Feuer, oder daß man sie umbringen wolle.

Körperlich klagte sie über Übelkeit, kann aber nicht erbrechen, muß oft schlucken. Der Bauch wird als dick empfunden. Sie hat eine Art Hungergefühl, kann dann aber nichts essen. Kaffee wird nicht vertragen. Die Regel kommt zu früh.

Sie möchte einmal tief atmen, sich beruflich entfalten, von der Unterhaltszahlung ihres geschiedenen Mannes unabhängig werden.

Verlauf: Sie bekam gleich ein Körnchen Ignatia D 200. Schon am 8.10.1990 fühlte sie sich gelöster und konnte weinen. Sie bekam nun ein zweites Mittel in D 200, das am 18.12.1990 in D 500 und am 29.1.1991 als D 1000 wiederholt wurde. Schon am 12.11.1990 sprach sie von einer „seelischen Geburt", die ihr bevorstehe, sie möchte etwas und konnte sich (noch) nicht befreien. Am 18.12.1990 war sie schon wesentlich ruhiger.

Am 14.6.1991 sagte sie, sie habe nun sich selbst gefunden, wie wenn sie aus einer alten Haut heraus wäre. Beruflich war eine Umschulung möglich und konnte verwirklicht werden. Die Durchfälle haben längst aufgehört, auch die Angstzustände. Seitdem geht es ihr gut. Es muß nachgetragen werden, daß sie am 4.12.1990 zwischendurch ein drittes Mittel in D 200 bekommen hatte.

Lösung Fall 271: Für **Ignatia** sprachen die Symptome:
  1907   Kummerfolgen I 66, 151 (9, 47)
  3068   unentschlossen I 109 (73)
  1522   Kaffee schl. I 513/514 (1369)
    142   Atmen tief Verlangen III 349 (780)
   142,1   Atmung behindert III 342 (768)
  2403   Regel früh III 764 (725)
x 3194,1   Weinen kann nicht
  2345   Pflicht glaubt versäumt zu haben I 140 (92)
x 3131   verlassen fühlt sich − und
x 1406   Hunger ohne Appetit (als paradoxes Symptom)

als einziges Mittel. Für Ignatia ist charakteristisch, daß etwas nicht heraus kann − seelisch und körperlich, sich aussprechen, erbrechen oder tief atmen können, trotz Hungergefühl nicht essen können (so daß also auch etwas nicht herein kann).

Für das zweite Mittel war maßgebend:
  3133   Verlustfolgen (körperlich und seelisch, Liebesverlust, sich ausgelaugt fühlen −) I 518 (1412)
  1907   Kummerfolgen (ebenfalls) I 66, 151 (9, 47)
  2584   Schlucken, Zwang zu (Unterdrückungszeichen) III 283/284 (464)
  3021,1 Träume von Streit (Krieg usw.) I 402/403 (1247)
x 850,1   Furcht in engem Raum (Traum vom Eingeschlossensein, Unterdrückungszeichen)
x 865   Furcht vor dem Tod −

Einziges Mittel ist **Staphisagria,** ein Hauptmittel bei Unterdrückung der Persönlichkeit.

Als drittes Mittel war zwischendurch noch **Stramonium** hilfreich wegen seiner Unruhe:

783	fortlaufen (sich befreien) will I 29 (21)
526	Dunkel schl. (die dunkle Kindheit) I 26 (19)
852	Furcht ermordet zu werden I 42, 124 (29, 81)
x 850,1	Furcht in engem Raum (s. o.) sich aus einer Höhle befreien
1362,1	hilflos (44).

Fall 272: Ein 47jähriger Mann aus Siebenbürgen klagte am 2.2.1990 über Miktionsbeschwerden: der Urin fließt nur schwach und langsam und mit Unterbrechungen; nach der Miktion tropft Urin nach. Die Prostata ist aber weich zu tasten und nicht vergrößert. Der Gedanke an ein psychogenes Leiden lag nahe. Der Mann wirkte depressiv, langsam, vorzeitig gealtert, hatte schon graue Haare. Er fühlt sich heimatlos, ist verschuldet und hatte schon Selbstmordgedanken. Er bringt nichts zuwege, kann sich zu nichts richtig entschließen, nichts zu Ende führen, ist ständig müde und kommt morgens nicht aus dem Bett. Es bestehen Hemmungen, und wie sich herausstellt, hat er oft Urindrang und Sexualbedürfnis unterdrückt. Er hatte schon viele Begegnungen mit Frauen, die aber alle nicht von Bestand waren. Vor 20 Jahren nahm er LSD und Haschisch. Seine zögernde und langsame Sprechweise fällt auf; während der Aussprache weint er. Die Haut ist schlaff und schweißig feucht, die Zunge und die Skleren gelblich verfärbt.

Auf ein Glob. D 200 ist bis zum 12.3.1990 noch keine Besserung eingetreten. Da der Urin manchmal kaum zu halten ist (eine Reaktion auf sein Zurückhalten?) und er auf hohen Plätzen, Leitern und dgl. Angst hat, bekam er nun ein zweites Mittel als D 200; es wurde am 9.4.1990 als D 500 wiederholt.

Weitere Aussprachen und Beratungen über die Lebensweise fanden statt am 9.4., 7.9. und 12.10.1990. Am 7.9. fühlte er sich etwas besser und freier.

Am 12.10.1990 bekam er wieder das erste Mittel (D 200). Am 23.12.1990 war erstmals eine deutliche Besserung festzustellen, noch mehr am 11.1.1991; er fühle sich freier und entscheidungsfreudiger. Am 1.3.1991 war es „besser denn je", und am 15.4.1991, als ich ihn zum letztenmal sah, sagte er: „Das war ein heilsamer Prozeß! Ich fühle mich ganz toll." Auch die Miktionsbeschwerden bestanden nicht mehr.

Lösung Fall 272: Für das erste Mittel sprachen die Symptome:
1307 Heimweh I 60 (44)
x 1922 langsam
2904 spricht langsam I 97 (66)
x 52,1 altert vorzeitig
1059 Haar grau I 186 (119)
1211 Harnstrahl unterbrochen III 674 (663).

Einziges Mittel ist **Acidum phosphoricum.**

Dazu passen die Symptome Depression und 1175 Harndrang erfolglos. 1235 Harnstrahl schwach und 2569 schläfrig morgens.

Epikrise: Das zweite Mittel war Argentum nitricum (2787 Schwindel auf hohen Plätzen, x 854 Furcht zu fallen, 3068 unentschlossen, 2828 Selbstmordneigung, 2829 Mangel an Selbstvertrauen, 1179 Harn kaum zu halten und 1214 Harn tropft nach). Es ist nun aber merkwürdig, daß im wesentlichen doch Ac-phos. gewirkt hat, wenn auch auffallend spät und ohne durch das zweite Mittel gestört worden zu sein. Sollte sich die anfängliche Langsamkeit des Patienten auch auf die Wirkung von Ac-phos. erstreckt haben? Die Schilderung bei *Voisin,* „Materia medica des homöopathischen Praktikers" paßt übrigens genau! Und die Miktionsbeschwerden dürften als psychogene Dysurie aufzufassen sein.

Fall 273: Eine 36jährige Buchhändlerin, die einen 16jährigen Sohn hat, kam am 5.2.1991. Sie war vollkommen erschöpft und überfordert. Sie litt zeitweise an schweren Depressionen, konnte sich aber nicht richtig aussprechen. Ein Körnchen Ignatia D 200 löste die Zunge. Sie habe immer das Gefühl, etwas zu versäumen, zu vergessen oder falsch zu machen. Sie steht ständig unter innerem Druck. Einmal träumte sie, ihr Sohn sei krank, aber sie hätte nicht den Mut gehabt, es seinem Chef zu sagen. Oft weiß sie nicht, was sie will. Dabei weint sie. Schon als sie 3 Jahre alt war, sei von ihr zuviel erwartet worden, wie sich herausstellte. Auch hier also wurzelte die Neurose in der frühen Kindheit.

Außerdem lebte sie in Scheidung. Manchmal würde sie am liebsten alles hinwerfen und allein sein. Um die Gürtellinie fühlt sie sich wie von einem Ring umschnürt. Vor der Regel fühlt sie sich wie „aufgeschwemmt".

Sie bekam am 15.3.1991 ein Kügelchen D 200. Schon eine Woche später rief sie an, es gehe ihr so gut wie schon lange nicht mehr. Aber jetzt schon einen bleibenden Erfolg zu erwarten, wäre verfrüht gewesen. Naturgemäß wechselte der Zustand zunächst noch. Es fanden wiederholte Aussprachen statt und das Mittel mußte am 2.5.1991 und am 24.7.1991 wiederholt werden. Im Ganzen ging es aufwärts. Am 15.1.1992 schrieb sie, daß es ihr so gut gehe wie schon lange nicht mehr und daß sie ihre Arbeit jetzt ganz ohne inneren Druck tun könne. Auch ihre äußere Situation hat sich stabilisiert.

Lösung Fall 273: Es drängen sich auf die Symptome
2345 Pflicht glaubt zu versäumen I 140 (92)
  64 Angst Gewissen I 7 (5)
684 Erschöpfung, nervöse I 73, 445 (1401)
3244 wortkarg I 76 (52, 66) und
1907 Kummerfolgen I 66, 151 (9, 47).

    Das kann nur **Aurum** sein. Alles im 3. Grad! Auch die übrigen psychischen und körperlichen Symptome passen dazu:
2829 Selbstvertrauen zuwenig I 94 (64)
3069 unentschlossen I 109 (73)
 250 Bandgefühl I 486 (1418) und
2758 Schwellungsgefühl I 481/482 (1352).

Fall 274: Ein 49jähriger Mann in verantwortungsvoller Stellung klagte am 16.3.1992 über eine schmerzhafte Entzündung im linken Fuß mit Schwellung, Hitze und Röte, schlimmer bei Bewegung und Druck, insbesondere die große Zehe und das Fußgelenk sind geschwollen (dolor, tumor, calor, rubor). Die Ferse schmerzte beim Gehen. Er bekam eine C 30, 3 Tage nacheinander morgens ein Korn zu nehmen. Schon am nächsten Tag schwoll der Fuß ab, schmerzte nicht mehr, es war „verblüffend", auch die Stimmung hellte sich merklich auf.

Lösung Fall 274: Die Karten
 x 928 Gelenke Hitze
 3277 Zeh, großer, Schwellung II 535 (1178)
  877 Fußgelenk Schwellung I 533 (1176) und
 x 714 Ferse schmerzt beim Gehen
    ergeben nur **Mangan.**

Fall 275: Ein 31jähriger Krankenpfleger, der sehr stark beschäftigt ist, kam am 12.2.1992. Er könne nachts bis ein Uhr nicht einschlafen. Dauernd beschäftigen ihn seine Gedanken und er wälzt sich oft im Bett. Dabei stört ihn auch die linksseitig verstopfte Nase; das war, seit er Heuschnupfen hatte. Außerdem müsse er ständig räuspern. Auf 1 Korn C 30 schläft er trotz Nachtdienst.

Lösung Fall 275:
  2552 schlaflos Gedanken I 381/382 (1232)
x 3073 Unruhe im Bett
x 2200 Nase links zu
  1361 Heuschnupfen III 180 (355) —

das ist **Teucrium marum.**

Es hat auch „Räuspern".

Fall 276: Eine 56jährige Frau, die 7 Kinder hat und sehr viel arbeitet, leidet seit 7 Jahren an schmerzhaft geschwollenen Fingergelenken besonders der rechten Hand, nachts; arbeiten fällt schwer, obwohl bei Bewegung die Schmerzen nachlassen. Auf Befragen erfahre ich noch, daß sie nachts oft Urin lassen muß. Die Knie schmerzen beim Treppensteigen, auch die Hüfte tut weh. Schwitzen kann sie kaum. Die Fingergelenke sind verdickt. Mercur, Colchicum und Rhus-tox. brachten keinen Erfolg. Sie bekam dann ein Mittel in D 3 (nachdem C 30 nicht half), 3mal täglich 5 Tropfen. Seit 4 Monaten kann sie wieder beschwerdefrei arbeiten.

Lösung Fall 276: Im Erbe-*Kent* finde ich unter „Finger Schmerz Bewegung bessert" auf Seite 1050 links unten als einziges Mittel **Lithium.**
  Es wird bestätigt durch die Lochkarten
  737 Fingergelenke Schmerz II 585 (1050)
  736 Fingergelenke knotig II 478 (954)
1585 Knie Schmerz beim Treppensteigen II 603 (1063)
1182 Harndrang nachts III 671/672; 678/679 (650, 660).

Auch die anderen Beschwerden haben nachgelassen.

Fall 277: Eine 36jährige Frau, deren Depression mit Aurum D 500 gebessert wurde, klagte am 18.6.1991 über Schwierigkeiten, wenn sie öffentlich sprechen soll, mit Angst und Schweißausbrüchen, eine Enge im Hals kommt wie vom Magen her herauf, sie muß dann husten und in der Mitte der Brust sticht es wie von „tausend Nadeln". Sie bekam ein Korn C 30, bei Bedarf zu wiederholen; es mußte dann am 6.1.1992 nochmals gegeben werden. Nach einer Woche schreibt sie: Es gehe viel besser, sie könne jetzt arbeiten ohne inneren Druck, sie schlief viel, anfängliche Konzentrationserschwerung und Müdigkeit sind geschwunden, die innere Spannung hat nachgelassen.

Lösung Fall 277:
x 1093   Hals innen Zusammenziehen krampfartig
x 151,1 aufsteigendes Gefühl
x 442   Brustbein Stechen beim Husten.

Einziges Mittel ist **Ranunculus bulbosus.**

Es hat auch die anderen Symptome.

Fall 278: Ein 53jähriger Mann, der an Myocardschwäche litt, kam in die Praxis. Er brachte eine Menge Befunde. Es war sogar schon an eine „Herzverpflanzung" gedacht worden! Er spürt einen retrosternalen Druck, Atemnot bei Anstrengung und Aufregung. Das Herz setzt zeitweise aus; in einem vollen warmen Raum mit vielen Menschen wird es ihm schlecht. Die Schmerzen strahlen zum Rücken und zum linken Arm aus, auf der linken Seite kann er nicht liegen. Die reflektorischen Zonen sind druckschmerzhaft zu tasten, der Puls, 78/Min, ist nur schwach zu fühlen. Er bekam C 30, nach einer Woche D 200 zu nehmen. Schon nach einer Woche fühlte er sich gut. Durch eine Erkältung kam ein Rückschlag, der noch eine D 500 nötig machte.

Lösung Fall 278:
  1352   Herzschmerz zum Rücken II 254 (851)
x 1350   Herzschmerz zum linken Arm
  1338   Herzkl. liegend links II 225 (838)
  2370   Puls schwach I 435 (1378)

2362 Puls intermittierend I 433 (1377/1378)
x 3290 Zimmer, volles, schl. –

Das ist **Lilium tigrinum**.

Fall 279: Eine jetzt 34jährige Frau, Vollwaise, vom „Freund" sitzengelassen mit einem kleinen Jungen, ledig, ohne Beruf, Ersparnisse verbraucht, auf Sozialhilfe angewiesen, voll Existenzangst – weint laut; es sei ihr, wie wenn ihr die Luft ausginge, sie fühlt sich vollständig verlassen, friert sehr, ist fast völlig erschöpft, blaß, schwach, mager, unsicher. Sie klagt über Schwächeanfälle, Schwindel mit Übelkeit, Schweißausbrüche schon bei geringen Anstrengungen. Der Puls ist schwach und unregelmäßig. Kein sexuelles Verlangen mehr. Oft fürchtet sie, umzukippen. Der Schwindel ist wie auf einer Schiffschaukel. Sie bekam am 26.6.1991 ein Mittel, das sie vor 4 Jahren schon einmal vor ihrer Schwangerschaft bekommen hatte in C 30, diesmal als D 200, nach ca. 5 Wochen wiederholt. (Wegen Schwangerschaft und Geburt waren zwischendurch Asarum, Cocculus, Pulsatilla und Staphisagria [Dammschnitt] zur Anwendung gekommen). Das jetzige Mittel stabilisierte sie, sie wurde aufgehellt und gefestigter, die Ängste ließen nach, aber auch die äußere Situation klärte sich, und körperlich wurde sie weitgehend beschwerdefrei.

Lösung Fall 279: Die psychischen und Schwächesymptome waren führend:
3173 Wärme, Mangel an I 462 (1357)
3068 unentschlossen I 109 (73)
3288 Zeit vergeht zu langsam I 149 (98)
2839 sexuelles Verlangen vermindert III 776 (744)
2667 Schwäche plötzlich I 445 (1401)
2693 Schweiß bei geringster Anstrengung II 69 (1287)
2814 Schwindel mit Übelkeit I 170 (110)
2371 Puls unregelmäßig I 463 (1378/1379).

Alle Symptome außer dem erstgenannten haben das Mittel im 1. Grad, und doch ist **Camphora** das einzige Mittel. Es hat auch Angst (die zwar berechtigt war) und Weinen sehr ausgeprägt.

Fall 280: Eine 67jährige weißhaarige Frau hatte seit 12 Jahren periodische Hörstürze mit Anfällen von Drehschwindel, Erbrechen und Kollapszustände mit Ohrenrauschen besonders links sowie Schweißausbrüchen, sie mußte sich dann festhalten. Sie hörte dann schlechter wie von weit her und die Ohren waren wie zu. Nach dem Essen war sie müde. Puls nur 60, Blutdruck 140/60. Diagnose: Ménière! Außerdem ist sie schwerhörig. Sie bekam eine D 30, 3 Tage nacheinander morgens ein Korn, darauf war es 3 Wochen lang gut. Dann bekam sie dasselbe Mittel als D 200, bei Bedarf zu wiederholen. Das war im Juli und August. Es mußte im Oktober und November nochmals wiederholt werden. Seitdem ein Hörgerät, aber kein Ménière mehr.

Lösung Fall 280: Die Trias Schwindel, Schweiß, Ohrgeräusch und Erbrechen sprach für **Chininum salicylicum.**
Da ich das Mittel nicht in der Lochkartei habe, zerlegte ich es in seine Bestandteile. Für **China** sprach:
2340 periodisch I 490 (1375)
2813 Schwindel taumelnd I 169 (110)
2322 Ohren wie zu III 84/85 (326/327)
x 949 Geräusche wie entfernt
2567 schläfrig nach dem Essen I 386/387 (1235/1236).

Acidum salicylicum (von mir ergänzt) ergibt sich eindeutig aus:
x 2775 Schwindel drehend
x 2778 Schwindel mit Erbrechen
x 1606 Kollaps
2363 Puls langsam und
x 2287 Ohrgeräusch links.

Außerdem haben beide „Schweiß".

Fall 281: Eine 57jähriger Mann in führender Stellung und sehr anstrengender Tätigkeit klagte am 28.2.1992 über allgemeine körperliche und geistige Erschöpfung und Leistungsminderung mit Verschlechterung bei Kälte, aber auch bei feuchtwarmem Wetter, besser nach Schlaf, sowie Haarausfall. Er bekam ein Glob. C 200, bei Bedarf zu wiederholen. 3 Wochen später war er wieder da und sagte: „Das war belebend! Ich habe wieder Energie!"

Lösung Fall 281:
684 Erschöpfung, nervöse I 73 (1400)
 78 Anstrengung, geistige, schl. I 10 (7)
1527 Kälte schl. I 503 (1355)
3170 feuchtwarmes Wetter schl. I 527 (1413)
2533 Schlaf bess. (das Mittel hat sonst Schlaf schl.) I 519 (138) und
1055 Haarausfall I 185 (118).

Das ist **Selen**.

Fall 282: Der 10jährige *Ivo* hat seit Jahren immer wieder Bronchitis und leidet außerdem an asthmatischen Zuständen, wobei die Ausatmung erschwert ist. Im Liegen ist es schlimmer. Auskultatorisch ergibt sich ein pfeifendes Atemgeräusch. Auch der Vater des Vaters litt an Asthma. Der Junge schwitzt viel. Schon im Alter von einem Jahr bekam er einen Krupphusten und viel Antibiotika. Seitdem ist er immer wieder krank. Er war erst im Alter von 3 Jahren trocken. Ernährung und Abhärtungsmaßnahmen wurden besprochen. Sulfur und Mephitis überzeugten nicht. Am 6.2.1992 bekam er dann ein anderes Mittel C 200. 16.3.1992: „kaum noch Asthma".

Lösung Fall 282:
114   Asthma Kind III 333 (767)
112,1 Ausatmung schwer III 336 (775)
145   Atmung pfeifend III 344, 391 (771, 803) —

Das ist **Sambucus**.

Wenn es so weitergeht, kommt bald jeder zweite Patient(in) mit einer „Allergie". Aber was nützen die langen Testreihen: Hausstaub, Katzenhaare, Blütenpollen? Wir können ja die Allergene nicht fortblasen und wir können auch die Leute nicht in eine Klosterzelle einsperren. Es geht ja viel einfacher. Wir können sie gegen solche Einflüsse unempfindlich machen. Die Allergie verabschiedet sich dann.

Fall 283: Der 60jährige *G. G.* leidet seit 10 Jahren an Asthma. Sein Gesicht ist gedunsen, dunkelrot, wirkt erschöpft. Natürlich bekam er

Cortison. Aber die Anfälle kamen immer wieder. Am schlimmsten in der zweiten Nachthälfte, so gegen 3 oder 4 Uhr; er muß dann aufsitzen und inhalieren. Warmes Wasser beim Geschirrspülen macht ohnmachtartigen Schwindel, auch schnelles Kopfdrehen. Gesicht, Ohren, Nase, Zunge – alles empfindet er wie geschwollen. Ihm ist zu heiß. Die Augen tränen oft, die Nase läuft, ist aber auch verstopft. Der Puls ist von normaler Frequenz, fühlt sich aber hart an. *Zur Vorgeschichte* ist zu erwähnen: Nierensteine vor 12 Jahren. Er bekommt am 17.3.1992 ein Korn C 200, bei Bedarf zu wiederholen.
30.4.1992: kein Asthma mehr seitdem.

Lösung Fall 283:
Karte
116 Asthma nachts nach Mitternacht III 332 (766)

Dazu die Kreislaufstörungen:
2361 Puls hart und voll I 433, 436 (1377, 1378, 1379)
2772 Schwindel beim Kopfbewegen I 157, 158 (102, 103)
1363 Hitzegefühl I 461 (1353) und
2758 Schwellungsgefühl I 481, 482 (1352).

Einziges Mittel ist auch diesmal wieder **Sambucus.**

Wie man sieht, konnte die Cortisonwirkung, gedunsenes Gesicht, Gefühl von Schwellungen, mit einbezogen werden. Sie paßte, als persönliche Reaktion, dennoch hier ins Gesamtbild.

Fall 284: Eine asthmoide Bronchitis. Eine 35jährige Frau, deren Depression gut auf Pulsatilla ansprach, klagte am 9.3.1992 über schon länger bestehenden morgendlichen trockenen Husten mit schwerlöslichem Auswurf, schlimmer im Liegen und bei starker geistiger Beanspruchung, mit Atemnot verbunden. Beim Versuch, tief zu atmen, empfand sie stechende Schmerzen in der Brust. Zudem bestand eine allgemeine Erschöpfung. Sie klagte noch über nachts schmerzende geschwollene Handgelenke. Ein unmittelbarer Zusammenhang mit den asthmoiden Beschwerden war zunächst nicht zu erkennen.
Auf ein Korn C 30 war es „gleich gut".

Lösung Fall 284: Gehen wir doch zunächst einfach von den örtlichen Symptomen aus:
x 1479 Husten trocken morgens
x 1445 Husten im Liegen schlimmer
  x 78 Anstrengung, geistige, schl.
  128 Atemnot beim Husten III 338, 350 (769)
  462 Brustschmerz beim Atmen tief II 244 (846)
  471 Brustschmerz stechend beim Atmen tief II 272/273 (862/863)
  242 Auswurf zäh III 413, 414 (818, 823/824). Dazu die
  684 Erschöpfung I 73, 445 (1401).

Außer Arnika erscheint nur **Kalium nitricum.**

Es ist — früher auch in der Schulmedizin — als Asthmamittel bekannt. Was hat aber die schmerzhafte Schwellung der Hände und Handgelenke damit zu tun?

Hände dick, Karte 1158, nach *Mezger* von mir ergänzt, hat das Mittel ebenfalls. Und im Erbe-*Kent* Seite 1048 links finden wir unter „Schmerzen Handgelenk nachts" 4 Mittel, eins davon ist Kali-n.; Arnika ist nicht dabei.

Sollte sich die Symptomatik wiederholen oder die Krankheit später „woanders herauskommen", brauchen wir natürlich ein Konstitutionsmittel.

Fall 285: Am 11.1.1988 kam eine damals 36jährige Frau. Sie mußte seit einigen Wochen husten. Dabei spürt sie brennende Schmerzen die Brust herauf. Ein tiefer Atemzug löst sofort einen Hustenanfall aus. Der Hustenreiz geht von der Halsgrube aus. Dabei geht Urin ab. Auch wenn sie von draußen — es war Winter — ins warme Zimmer kommt, muß sie husten. Es sei ihr, als wenn sie nicht tief genug einatmen könne, um auszuhusten. Sie bekam ein Mittel in D 12, morgens 5 Tropfen zu nehmen.

12.1.1988: es ist schlimmer. Das war eine Erstverschlimmerung, denn seit 15.1.1988 bestand kein Husten mehr. Sie konnte sogar eine große Veranstaltung besuchen.

26.3.1992: seitdem kein Husten mehr.

Lösung Fall 285: Das ist **Rumex.**
1075 Halsgrube Kitzel bei Husten III 312, 380 (753, 795)
x 1487 Husten ins Zimmer kommend (von mir ergänzt)
1475 Husten wie nicht tief genug III 415 (808).

Dazu paßt auch
1194 Harn geht ab bei Husten III 676 (663).

Fall 286: Der jetzt 59jährige *M. Schn.* war schon früher, nämlich von 1964 bis 1975, dann wieder seit 1982 mit Unterbrechungen bei mir in Behandlung wegen zahlreicher körperlicher, aber auch psychischer Beschwerden. Er wurde früher psychotherapeutisch behandelt, teils mit Erfolg, auch wieder im vorigen Jahr. Von Beruf ist er Setzer in einer Druckerei. Am 20. 2. 1992 fühlte er sich wieder nicht wohl. Sein Gesicht wirkt benommen und leicht zyanotisch, er ist depressiv, der Kopf heiß, die Extremitäten kalt, die Glieder bleischwer, bei Erkältungen schmerzt alles. Er hat oft das Bedürfnis, sich zu recken; die Nase ist verstopft. Er fürchtete, sterben zu müssen und wie er sagte, betete er oft. Er habe Zwangsgedanken, fühle sich ziellos, wisse nicht, was er wolle. Nach beruflichem Ärger ginge es ihm noch schlechter. Bei solchen Erschöpfungszuständen müssen wir auch an den Darm denken. Er hatte regelmäßig Stuhlgang bei „normaler" Kost, es gingen aber viel stinkende Winde ab.

Auf ein Korn D 200 war es schon am 3. 4. 1992 „bedeutend besser", er war sichtlich aufgehellt, fühlt sich „wohl wie noch nie", kann wieder klar denken, weiß, was er will, hat keine Angst und keine Grübeleien mehr. Nochmals dasselbe Mittel in D 500.
21. 4. 1992 — es ist gut!

Lösung Fall 286:
378,1 benommen I 15/16 (11/12)
983 Gesicht dunkelrot I 88 (401)
x 1627 Kopf heiß, Extremitäten kalt
1050 Glieder schwer I 518 (1178)
2943 Strecken Verlangen I 450 (1408)
1048 Gliederschmerz bei Erkältung II 561 (1035)
87 Ärgerfolgen I 150 (9)

```
3067    unbeständig I 109 (73)
 384    beten I 17 (12)
 865    Furcht vor dem Tod I 46/47, 104 (32, 71)
3228,1  Winde III 614 (610).
```

Alles ist **Opium**.

Es erscheint noch Arnika, das aber nicht die verstopfte Nase hat und auch bei den meisten Symptomen geringerwertig.

Fall 287: Frau *R. Sch.* hatte seit Jahren Herzbeschwerden und schon viele Ärzte aufgesucht. Phosphor, Cactus und Lachesis überzeugten nicht. Am 3.5.1991 klagte sie: das Herz ruckt, wie wenn es herunterfiele oder stillstehen wollte, die Brust sei wie zu eng, sie wolle tief atmen, könne aber nicht. Dabei sei ihr übel und sie habe linksseitige Kopfschmerzen. Am linken Hinterkopf sei es wie ein dickes Ei. Sie könne auch ständig essen, trotz der Übelkeit, die besonders vor der Regel sich bemerkbar mache. Neulich sei sie in einem Herzanfall die Treppe heruntergefallen. Im Dunkeln ginge es ihr schlechter, mit Angstgefühl. Manchmal meine sie, sie müsse ersticken.

Sie bekam ein Korn C 30.

Seitdem ist es, wie ich am 22.4.1992 zuletzt hörte, gut.

Lösung Fall 287: Auch hier genügten die funktionellen Symptome.
```
 1358   Herz wie stillstehen II 211 (878)
x 142   Atmen tief Verlangen
 141,1  Atmen tief kann nicht III 349 (780)
x 853   Furcht zu ersticken
 3047   übel bei Kopfschmerz III 478 (537)
 1742   Kopfschmerz links I 285 (157).
```

Einziges Mittel ist **Lobelia**.

Fall 288: Ein 44jähriger Mann. Eine Hodenentzündung wurde mit Aconit behoben. Am 31.3.1992 klagte er: Morgens im Bett werde ihm auf einmal übel, mit Schwindel, schwankend, der Puls gehe hoch. Wenn er dann aktiv

sei, werde es gut, aber bei Anstrengungen oder Streß werde es wieder schlimmer. Der Kopf sei warm. Im rechten Auge habe er ein Druckgefühl, das sich bis zur rechten Kopfseite ziehe, das Auge sei zu trocken.
Am 1.4.1992 bekam er brieflich ein Korn C 200.
Am 6.5.1992 sagte seine Schwester: alles ist gut!

Lösung Fall 288: Auch hier wieder ein Fall von Übelkeit. Beachten wir die Modalitäten:
x 3052 übel plötzlich
3050 übel morgens im Bett III 473 (534)
x 2813 Schwindel taumelnd
393 Bewegung bessert („aktiv") I 494 (1343).

Einziges Mittel ist **Asarum.**

Dazu paßt die Verschlimmerung durch Anstrengung, der schnelle Puls und merkwürdigerweise auch das trockene Auge:
77 Anstrengung schl. I 491 (1340)
2365,1 Puls schnell (1376)
211 Augen trocken III 31 (278).

So viele homöopathische Mittel wir haben, so wenige kommen meistens zur Anwendung. Andere, „kleinere", oft unvollständig geprüfte, werden vernachlässigt, obwohl sie in manchem Fall noch helfen könnten. Und wenn, dann werden sie nach „bewährten" Indikationen eingesetzt, die uns geläufig und immer im Gedächtnis sind. Die Psychologen haben entdeckt, daß die Kapazität unseres Gehirns nur zu einem geringen Teil ausgenutzt wird. Alles andere liegt brach. Ähnlich ist es auch in der Homöopathie. Es gilt Neuland zu entdecken und nutzbar zu machen. Das ermöglicht uns u.a. die homöopathische Lochkartei. Sie stellt unsere Homöotherapie auf eine ganz neue Grundlage. Anwendungsmöglichkeiten unserer Mittel kommen zutage, an die aufgrund der Arzneimittellehren niemand gedacht hätte. Nicht nur die allbekannten Leitsymptome eines Mittels sind immer entscheidend für die Mittelwahl, sondern die einmalige Verbindung wahlanzeigender Symptome, auch wenn sie ungewohnt ist. Ein Fall kann sich dann von einer ganz neuen Seite zeigen und verständlich werden. So auch folgender Fall einer symptomatischen Migräne.

Fall 289: Eine 36jährige Frau klagte am 7.6.1992 über „Migräne". An manchen Tagen hatte sie Kopfschmerzen im Bereich des linken Auges, vorher Augenflimmern, bei „Kreislaufschwäche" Erbrechen. Bewegung verstärkte die Beschwerden. Periodischer Halbseitenkopfschmerz, Flimmern, Erbrechen — und doch war es keine echte Migräne. Man muß sich das einmal näher ansehen. So z. B. das linke Auge und seine Umgebung. Bei Abtasten der Druckpunkte fand sich ein Druckschmerz an der linken Schläfe gleich neben der Augenhöhle. Das ist der reflektorische Stirnhöhlenpunkt. Er ist druckschmerzhaft bei oder nach einem chronischen Stirnhöhleninfekt. Auf entsprechende Fragen gab sie an, vor einer Woche einen eitrigen Schnupfen gehabt und morgens auch Eiter ausgespuckt zu haben. Das Flimmern vor den Kopfschmerzen empfand sie aber nicht *links,* wie zu erwarten gewesen wäre, sondern im *rechten* Auge. Das war merkwürdig und für die Mittelwahl mit entscheidend. Sie bekam C 30, bei Bedarf zu wiederholen. Nach 5 Wochen rief sie an: Die „Migräne" ist seither verschwunden.

Lösung Fall 289: Wir gehen von der Natur des Falles aus. Das war ein chronischer Infektionsherd. Er äußerte sich in wiederholter eitriger Absonderung. Beschwerden und Befund weisen auf die linke Seite. Die Sehstörung bestand aber merkwürdigerweise rechts. Wie reimt sich das? Sehen wir also nach:
Karte
2601 Schnupfen gelb III 168 (333)
x 1776 Kopfschmerz Schläfe links
2874,1 sieht trüb rechts
1682 Kopfschmerz Druck schl. I 245/246 (136) und
392 Bewegung schl. I 493/494 (1343) —

dann ist einziges Mittel **Teucrium marum,** auch unter dem Namen Marum verum bekannt. An Teucrium denken wir meist bei Polypen und Nasensymptomen. Hier waren sie nicht vorhanden. Wir hätten also an Marum nicht gedacht. Es kommt auch in Frage bei unterdrücktem Schnupfen (nicht nur Bryonia und Sulfur). Regelmäßig antworten die Patienten/-innen — jawohl, Nasentropfen bzw. -spray angewendet zu haben. Das treibt dann den Schnupfen nach innen und oben, in die Nebenhöhlen. Darum sind heute die Sinusitiden so häufig.

Man hätte auch an die Lochkarte 2871 „sieht trüb vor Kopfschmerz" denken können, III 74 (294). Aber das auffallende Seitenverhalten war hier vorrangig.

Die Kopfschmerzen wurden zwar im Bereich des linken Auges empfunden; der Tastbefund war aber genauer. Oft können Schmerzen vom Patienten nicht genau lokalisiert werden. Die Karte 1776 wurde von mir anhand des Handbuchs von *Heinigke* S. 411 ergänzt, darum hier keine *Kent*-Seitenzahlen. Auch die Periodizität paßt dazu.

Fall 290: Eine 46jährige Frau sagte am 22.4.1992, sie habe einen „Wasserstau". Es sei festgestellt worden, daß die rechte Niere schlecht funktioniere. Deshalb müsse sie manchmal viel hellen Urin lassen, an manchen Tagen aber nur wenig dunklen. Wenn die Urinausscheidung stocke, seien die Finger beider Hände, besonders die drei ulnaren, dick, steif, schmerzhaft und gefühllos, besonders nachts. Mit vermehrter Urinausscheidung sei es dann jedesmal schnell besser. Sie sagte noch, sie sei öfter einmal nachts plötzlich wach geworden wie von einem Schreck, mit Atemnot und krampfartigen Magenschmerzen. Eine Ursache dafür konnte sie nicht angeben. Außerdem klagte sie über Schwäche- und Schwindelzustände, gedrückte Stimmung, Vergeßlichkeit und sie verwechsle oft Worte.

Apis und Acidum nitricum überzeugten nicht; vorübergehende Besserungen konnten auf die Periodizität zurückzuführen sein. Erst das richtige Mittel am 2.6.1992 in D 200, bei Bedarf zu wiederholen, wirkte „Wunder", wie sie sagte, die Finger waren nicht mehr steif und schmerzhaft, trotz normaler, nicht übermäßiger, Urinausscheidung.

Lösung Fall 290: Angesichts der stark wechselnden Urinausscheidung und ihrer Wirkung hätte man an Berberis denken können. Aber die Lochkarten waren anderer Meinung. Sie deckten Berberis zu. Ohne Ergänzungen − sogar im *Kent* steht nicht alles − wäre ich nicht auf das Mittel gekommen. Nehmen wir die Urinsymptome und dazu die der Finger, dann sieht das so aus:

x 1240 Harn viel wechselt mit wenig
x 2340 periodisch
   736 Fingergelenke knotig II 478 (954)
   737 Fingergelenke schmerzhaft II 585 (1050)
   759 Finger Schwellung II 530 (1174).

Aber da ist ja auch noch ein psychisches Symptom:
2615 schreckt aus Schlaf I 14, 374 (11, 1225).

Ein direkter Zusammenhang ist zunächst nicht erkennbar, wohl aber mit den nachstehend genannten Allgemeinsymptomen. Die Karten ergeben **Acidum benzoicum** als einziges Mittel — dank meiner Ergänzungen (mit x gekennzeichnet). Schauen wir nun für die allgemeineren Symptome die entsprechenden großen Rubriken im *Kent* nach, die nicht ausgelocht wurden, dann finden wir unter „Schwäche bzw. Mattigkeit", „Schwindel", „Schwermut", „Magenschmerz" und „Atemnot", „Vergeßlichkeit" überall Ac.-benz. Auf dieser Grundlage muß man den Zusammenhang sehen. Das Mittel mußte am 22.7. nochmals wiederholt werden.

In der Arzneimittellehre von *Mezger* lesen wir „Urin riecht wie Pferdeharn". Davon war in diesem Fall nichts bekannt. Fehlende Symptome sind keine Gegenanzeige.

Es versteht sich, daß in diesem Fall auch die Ernährung besprochen wurde, außerdem hydrotherapeutische Maßnahmen. Sie allein hätten aber erfahrungsgemäß nicht das Nötige bewirkt.

Fall 291: Dieser Fall war ganz einfach, ein Ausschnitt aus einer längeren Krankengeschichte, in deren Verlauf eine akute Krankheit behandelt werden mußte. Daher war hier nur von Lokalsymptomen auszugehen.

Eine 75jährige Frau hatte sich erkältet. Die Temperatur betrug 38° axillar, Blutdruck 170/85, Puls 85/min. Das Gesicht ist stark gerötet, die Oberlider geschwollen. Auf der Brust Giemen und Rasseln, viel grüner Auswurf, der sich nur schwer löst. Im Nacken sticht es und sie hat ein Gefühl, wie wenn ein Backstein auf der Brust läge; vorher auch dort stechende Empfindung. Im Ohr kribbelt es. Sie hatte zweimal Nasenbluten. Bei Dunkelheit ist sie melancholisch.

Auf C 30, morgens und abends ein Korn, ist nach wenigen Tagen die fieberhafte Bronchitis abgeklungen ohne sonstige Maßnahmen außer Saftfasten.

Lösung Fall 291: Sie war einfach. Für eine „interkurrente" Krankheit genügen meist die Lokalsymptome. Wir müssen sie nur in die Sprache des Repertoriums übersetzen:

242 Auswurf zäh III 413/414 (818, 823/824)
447,1 Brustbeklemmung bei Husten II 205 (830)
x 1968 Lider, obere, Schwellung
2365,1 Puls schnell (1376).

Hier erscheint nur **Senega**.

Es ist als Hustenmittel bekannt. Aber ohne die Ergänzung auf Karte 1968 wäre es zugedeckt worden. Man sieht hier wieder, daß die kleineren Mittel im *Kent* oft zu kurz kommen. Vergleichen wir aber die größeren Rubriken wie Fieber, Blutandrang nach dem Kopf, stechende Schmerzen (hier im Nacken und auf der Brust), dann finden wir im *Kent* überall Senega, auch unter „Nasenbluten". Auch die Depression paßt dazu. Es hat sich bei mir bewährt, nach Mittelfindung anhand spezieller Symptome die großen Rubriken zur Bestätigung nachzulesen.

Fall 292: Eine rezidivierende asthmoide Bronchitis. Ein 12jähriges Mädchen wurde am 8.1.1992 von den Eltern gebracht. Es ist „ständig" erkältet, trockener quälender Husten Tag und Nacht, ohne Auswurf, mit Atemnot. Das belastet die Eltern sehr. Sie waren schon beim Kinderarzt, HNO-Arzt, Lungenfacharzt. Sie stellten u.a. eine „Pollenallergie" fest. Natürlich waren auch Antibiotika eingesetzt worden. Aber auch die Sauna. Trotzdem kam es immer wieder zu Schnupfen und Husten. Nach den Hustenanfällen ist das Kind erschöpft. Für den Schnupfen typisch sind die schweißfeuchten Füße, auch der Lippenherpes. Der Puls ist beschleunigt. Die Einatmung ist zeitweise erschwert. Die Nase ist verstopft, die Augen brennen. Auf Befragen geben die Eltern an, daß es am Meer besser war. Aber es war versäumt worden, den Allgemeinzustand zu berücksichtigen und zu beeinflussen. Die Eltern wurden also aufgeklärt über die richtige Ernährung, die Grundsätze der Abhärtung und Gesundheit und es wurde verordnet: ansteigende Armbäder, Wechselfußbäder, Trockenbürsten, Barfußgehen, Wassertreten und Kniegüsse. Außerdem wurden sie auf die Bedeutung durchlässiger Schuhsohlen hingewiesen. Sie bekam ein Mittel in C 30, nach einer Woche als D 200, nach 3 Wochen wiederholt. 21.2.1992: kein Husten und Schnupfen mehr!

Lösung Fall 292:
889 Füße Schweiß II 525 (1184)
2365,1 Puls schnell (1376)
112,2 Asthma Einatmen schwer III 337 (775)
1998 Lippenherpes II 98 (366)
2662,1 Schwäche nach Husten III 384 (789).

Besserung am Meer — **Brom.**

Naturheilweise und Homöopathie sollten noch vielmehr gemeinsam eingesetzt werden. Beide vertreten ja dieselbe Auffassung von Gesundwerden als eine Art Lernvorgang. Sie wenden sich daher an den ganzen Menschen. Darum können hier auch chronische Krankheiten gebessert oder sogar geheilt werden.

Warum lesen wir aber in der homöopathischen Kasuistik so wenig von Naturheilmaßnahmen? Freilich ist die Beschränkung auf nur eine Methode vom wissenschaftlichen Standpunkt vielleicht aufschlußreicher. Man weiß dann, was geholfen hat. Aber in der Praxis wollen wir ja möglichst baldige und umfassende Erfolge. Und da helfen die Anwendungen der Naturheilkunde Hindernisse überwinden, die Reaktionskraft des Organismus stärken, falsche Lebensweise berichtigen und unsere Kranken in die Lage zu versetzen, mit schädigenden Umwelteinflüssen besser fertig zu werden.

Fall 293: Ein 31jähriger Mann litt seit 15 Jahren an chronisch rezidivierenden Infekten der Nasennebenhöhlen. Das ist typisch nach wiederholter Anwendung von „Nasentropfen" wegen verstopfter Nase, da hierdurch das Krankheitsgeschehen nach innen getrieben wird. Es besserte sich auch nicht, obwohl er seit zwei Jahren regelmäßig die Sauna besucht. Eine kleine Besserung trat ein, seit er nicht mehr rauchte. Aber die Beschwerden kamen wieder, auch Kopfschmerzen beim Bücken. Im warmen Zimmer war die Nase verstopft. Bei sportlicher Betätigung und in kühler Luft fühlte er sich wohler.

Befunde: Er kam am 30.4.1992. Die zugehörigen reflektorischen Kopfzonen, besonders an den Schläfen, waren druckempfindlich, ebenso einige leicht angeschwollene Lymphdrüsen seitlich am Hals sowie die rechte Tonsille von außen. Die Skleren waren leicht subikterisch verfärbt. Der Nacken war muskulär verspannt. Die Zunge war weiß belegt, die Zungenspitze rot. Die Zehen waren kalt, die Ferse mit Schwielen bedeckt. Puls 90/Min, Gewicht 85 kg. Psychisch wirkte er etwas ernst.

Zur *Behandlung* wurde die Lebensweise besprochen, auf die Bedeutung naturbelassener Vollwertkost, ausreichender Bewegung und Abhärtung hingewiesen und Wassertreten und Kniegüsse verordnet.

Zunächst bekam er Sulfur LM/VI, eine Woche lang täglich ein Korn morgens, dann nach einer Woche ein anderes Mittel in C 200.

Am 3.6.1992 stellte er sich wieder vor und war beschwerdefrei. Er bekam ein Korn D 500 mit, nur für den Fall, daß sich die Beschwerden wieder bemerkbar machen würden.

Am 27.7.1992 hörte ich aber von seinem Bruder, daß seither keine Symptome mehr aufgetreten sind.

Lösung Fall 293: Die Lymphdrüsenschwellungen bestätigen die chronisch rezidivierenden Infekte. Die Allgemeinsymptome zeigen die konstitutionelle Grundlage. Sie sind, für Erkältungen unerwartet,
Karte
1528 Kälte bessert I 504 (1355) und
78,1 Anstrengung, körperliche, bessert (das Gesamtbefinden) I 491 (7, 1340).

Nehmen wir nun dazu die wesentlichen Lokalsymptome:
2011 Lymphdrüsenschwellung schmerzhaft I 449 (1404) und
2221 Nase zu im warmen Zimmer III 179, 185 (354, 360),

dann haben wir **Jod** als einziges Mittel. Es wird bestätigt durch
x 2607,1 Schnupfen, unterdrückter (Nasentropfen)
2982 Tabak (rauchen) schl. I 525 (1410) und
682 ernst I 30 (22).

Und das, obwohl dies nicht dem uns gewohnten Jodbild der Hyperthyreose entspricht mit seiner Hitze, Magerkeit — Patient wiegt 85 kg — und den dabei so seltenen Erkältungen.

Fall 294: Eine 34jährige Frau litt ebenfalls an ständig sich wiederholenden Infekten nach mehrfacher Einnahme von Antibiotika. Die Mandeln waren schon entfernt worden. Auch am 6.10.1989 klagte sie über Halsschmerzen, Kopfschmerzen, allgemeines Kältegefühl und Schweißausbrüche.

Befunde und Zeichen: Hände und Füße sind feucht und kalt, besonders die Zehen. Auch bei ihr sind an den Halsseiten druckschmerzhafte Lymphdrüsen zu tasten, ebenso druckempfindlich sind die beiderseitigen M. sternocleidomastoidei. Das spricht typisch für Schnupfen. Außerdem sind beiderseits des Schildknorpels die Stellen druckschmerzhaft, wo die Mandeln sich befunden hatten, also das peritonsilläre Gewebe, ein Beweis, daß die Tonsillektomie keinen bleibenden Erfolg gebracht hatte und die Umgebung noch herdverdächtig war. Das bestätigte sich von seiten der für chronisch rezidivierende Tonsillitis typischen Maximalpunkte beiderseits am Hinterkopf und die auf den Nasenrachenraum weisenden Punkte an den Schläfen sowie am oberen Trapeziusrand beiderseits.

Zur *Behandlung* wurde verordnet: Trockenbürsten der ganzen Haut zur besseren Durchblutung und Anregung der Temperaturreizempfänglichkeit, Kniegüsse zur Ableitung nach unten, reflektorisch auf den Nasenrachenraum wirkende Nackenmassagen, Vollwerternährung zur Gewährleistung der nötigen Vitalstoffe und Sauna als Reiztherapie im Wechsel zwischen trockenwarmer Luft und kaltem Wasser, aber immer mit Anpassung an Befinden und Verträglichkeit. Das hätte auf die Dauer vielleicht ausgereicht, aber homöopathisch geht es schneller.

Sie bekam ein Mittel als LM XVIII eine Woche lang täglich morgens ein Körnchen zu nehmen, danach dasselbe in D 200 als einmalige Gabe.

Die Kopfschmerzen vergingen, die Infektanfälligkeit ebenfalls. Der Erfolg hat bis heute angehalten.

Lösung Fall 294: Hervorragendes Allgemeinsymptom ist hier die Kälteempfindlichkeit:
Karte
3173 Wärme, Mangel an I 462/463 (1357).

Nehmen wir dazu die wesentlichen objektiven Lokalsymptome:
2011 Lymphdrüsenschwellungen schmerzhaft I 449 (1404)
1070 Hals außen Seiten (Sternocleido) Schmerz III 305, 306 (480, 481) und
2078 Mandelentzündung immer wiederkehrend (darum ja die Tonsillektomie und der verbliebene Druckschmerz) III 276 (457).

Das ergibt nur **Hepar sulfuris**.

Dazu paßt auch
1686,1 Kopfschmerz bei Erkältung I 247 (137) und die kalten Schweißfüße:
889,1 II 526 (1184).

Fall 295: Ein 46jähriger Mann kam am 7.9.1990. Er klagte über seit 5 Jahren bestehende Beschwerden im rechten Fuß und Bein. Im Sommer schwillt der rechte Fuß an. Es sei wie eine Stauung, wie wenn das Blut „nicht durchginge". In der Wade und im Oberschenkel kribbelte es. Zeitweilig litt er noch an Wadenkrämpfen. Der rechte Oberschenkel schmerzte nach langem Sitzen. In Bewegung wurde es dann besser. Manchmal empfinde er auch einen Druck in der Herzgegend und Schwindel beim Aufrichten aus gebückter Stellung.

Vorgeschichte: Im Alter von 17 Jahren war er mit dem rechten Fuß umgeknickt und erlitt einen Bänderriß. Dasselbe passierte ihm vor einigen Jahren wieder. Vor 10 Jahren kam es zu einer Sportverletzung an demselben Fuß beim Karate. Ein Bluterguß wurde aufgeschnitten (!). Er trieb aber auch weiterhin Sport, u.a. Yoga mit Kopfstand. Der brachte dem Fuß vorübergehend Erleichterung.

Befunde und Zeichen: Rechts trug er einen Stützstrumpf. Die Füße sind kalt und trocken, die Zehen noch kälter. Der rechte Fuß ist leicht angeschwollen und etwas kälter als der linke. Am rechten lateralen Fußknöchel ist eine Schwellung zu tasten, angedeutet auch am linken. Ausstreichen des rechten Fußes und Unterschenkels proximalwärts werden als angenehm empfunden. Die reflektorischen Herzzonen sind leicht druckempfindlich, die Lippen angedeutet zyanotisch, die Hände feucht, der Blutdruck 105/60.

Behandlung und Verlauf: Zur Verbesserung des örtlichen und allgemeinen Kreislaufs wurden Trockenbürstungen, Kniegüsse und Wassertreten verordnet und die Lebensweise besprochen. Eine Gabe Arnika D 200 überzeugte nicht.

Erst am 28.1.1991 kam er wieder. Die Beschwerden waren, von Schwankungen abgesehen, unverändert. Er bekam nun ein Glob. eines anderen Mittels als C 30, bei Bedarf zu wiederholen. Die andere Behandlung wurde fortgesetzt. Von jetzt ab besserten sich alle Beschwerden allmählich.

1.3.1991: Keine Herzbeschwerden mehr. Die Beschwerden am Fuß bestanden noch zeitweise, aber er brauchte keinen Stützstrumpf mehr.

Am 10.3.1992 stellte er sich nochmals vor und berichtete, daß es ihm seither gut gehe.

Lösung Fall 295: Hier standen die Lokalsymptome mit ihren Spasmen und Kreislaufstörungen im Vordergrund. Und da der Kreislauf eine Rolle spielte, wurden auch die Herzbeschwerden mit einbezogen. Es ergibt sich aus Karte
2248 Oberschenkel schmerzt im Sitzen II 598 (1060)
3155 Wade Ameisenlaufen II 537 (953)
3157 Wadenkrampf II 448 (1014) und
3279 Zehen kalt II 476/477 (1008) sowie
1320 Herzbeklemmung II 206, 240/241 (831, 883)

Agaricus als einziges Mittel. Dazu paßt auch die Verschlimmerung durch Wärme und die Besserung durch „reiben" (ausstreichen nach oben), 2430; I 517 (1381).

Beurteilung: Agaricus wirkte, obwohl es sich um Folgen mehrerer Unfälle handelte; die *Kent*-Rubrik „Verletzungsfolgen" enthält Agaricus nicht. Man sieht hier wieder, daß vor allem die Ähnlichkeit entscheidet. Das sind vor allem die Parästhesien, auch die Wadenkrämpfe. Auch Herzbeschwerden finden wir im AMB. Die allbekannten psychischen und nervösen Allgemeinsymptome brauchen nicht vorhanden zu sein. Die Lokalsymptome genügten hier, obwohl die Beschwerden schon jahrelang bestanden hatten, er also ein chronischer Fall war. Ein „Konstitutionsmittel" war nicht nötig. Wir sehen, daß es zu den bekannten Regeln auch Ausnahmen gibt.

Fall 296: Eine 65jährige Frau kam am 15.9.1992. Sie wirkte unruhig und verspannt, war aber auch lebhaft und munter. Sie sei eigentlich nie müde, obwohl sie abends lange nicht einschlafen könne, und wenn, dann sei es nur ein sehr leichter Schlaf. Sie verstehe es, sich zu beherrschen. Seit einem ¾ Jahr leide sie unter „Herzrasen" beim Umdrehen nachts im Bett. In linker Seitenlage hat sie keine Herzbeschwerden. Morgens trinke sie 2 Tassen Kaffee.

Vorgeschichte: Als Kind war sie an Diphtherie erkrankt. Vor 15 Jahren habe ein Internist einen „Herzinnenschaden" und einen „Herzblock" festgestellt. Später wiederholt konsultierte andere Internisten konnten aber nichts finden. Auch von seiten der Schilddrüse wurde kein krankhafter Befund erhoben. Seit ihrem 18. Lebensjahr sei sie nie wieder erkältet gewesen.

Befunde: Beim Sprechen bewegt sie hastig die Hände. Sie ist auch deutlich muskulär verspannt. Der Puls ist hart, Frequenz 66/Min, zeitweilig aussetzend, der Blutdruck 170/75 RR. Die Hände sind schweißig feucht.

Behandlung: Sie bekam ein Glob. eines Mittels in D 200. Atmung und Lebensweise wurden besprochen.

Am 21.10.1992 stellte sie sich wieder vor. Sie ist seitdem beschwerdefrei und hat keine Herzbeschwerden und Schlafstörungen mehr. Puls und Blutdruck ergeben normale Werte.

Lösung Fall 296: Wir müssen versuchen, das Gesagte in die Sprache des Repertoriums zu übersetzen. Sie ist „nie müde" — das könnte der Rubrik „Kraftgefühl" entsprechen. Der „leichte" Schlaf kommt nahe heran an „Aufwachen von leichtestem Geräusch". Sie muß sich „beherrschen", ist also immer innerlich angespannt. Die hastigen Handbewegungen sind „Eile in Bewegungen", der „aussetzende" Puls ist intermittierend. Wir haben also die Allgemeinsymptome

1834 Kraftgefühl I 426 (1357)
689 Euphorie I 37/38, 60 (25/26, 27, 44)
596,1 Eile in Bewegungen I 27 (19) und
x 162 Aufwachen von Geräusch, leichtestem.

Dazu die Lokalsymptome
2361 Puls hart und voll I 433, 436 (1377/1378, 1379)
2362 Puls intermittierend I 433 (1377/1378) und
x 412,1 Blutdruck hoch.

Das ergibt als einziges Mittel **Coffea.**

Fall 297: Eine 38jährige Frau litt seit der Geburt ihres ersten Kindes an asthmatischen Beschwerden. Es begann mit einer Bronchitis, die mit

Antibioticis bekämpft wurde. Behandlungsversuche mit Sauerstoff und Cortison brachten nur vorübergehende Erfolge.

Vorgeschichte: Im Alter von 20 Jahren machte sie eine Nierenbeckenentzündung durch, 1976 eine eitrige Kieferhöhlenentzündung und im August 1987 eine Hepatitis. Seit 5 Jahren lebt sie von ihrem Mann getrennt und ist jetzt geschieden. Sie ist ehrgeizig und arbeitet viel als Übersetzerin.

Am 3. 7. 1992 kam sie erstmalig zu mir. Lachesis wirkte nur kurz, Apis überhaupt nicht. Kalium bichromicum besserte den Zustand der Kieferhöhlen, aber nicht die asthmatischen Beschwerden, Stannum verschlimmerte sie sogar.

Klagen: Am 5. 10. 1992 klagte sie über Atemnot. Sie müsse nach Luft ringen und sich aufsetzen. Um die Brust sei ihr „alles" zu eng. Im Hals spüre sie Übelkeit wie von einer Kugel. Zeitweise habe sie ein Gefühl, als wenn ihr kalte Luft durch den Kopf zog, manchmal empfinde sie auch Hitzegefühle. Die Atemnot verschlimmere sich bei schnellem Gehen oder Treppensteigen. Psychische Belastungen mit Angstgefühl, besonders wenn sie alleine sei, verschlimmern die Atemnot. Nur mit großer Mühe werde viel schleimiger Auswurf herausbefördert.

Befunde und Zeichen: Die Patientin ist mager. Sprechen fällt ihr sichtlich schwer. Die Haut ist schweißbedeckt und feucht. Auskultatorisch finden sich rasselnde Geräusche. Die Füße und Knie sind kalt.

Behandlung und Verlauf: Sie bekam ein Glob. C 30. Es wirkte, auch bei Wiederholung, jedesmal. Auf ein Glob. D 200 desselben Mittels am 9. 10. kam es zu einer wesentlichen Besserung, am 13. 10. zu einer weiteren Besserung. Am 30. 10. 1992 war es gut und weitere − auch sonstige − Medikation nicht mehr nötig.

Lösung Fall 297: Auffallend war das Kältegefühl im Kopf. Es kann sich da wohl nur um eine Empfindung bei der Atmung handeln. Dann haben wir die Symptome

120,1 Atem kalt III 271, 311 (751)
 144   Atmung luftschnappend III 347, 351 (772)
1369   Hitze wechselt mit Frost I 415, II 37, 40 (1271, 1272, 1354) und
 842   Furcht vor Alleinsein I 41, 57 (28, 42).

Einziges Mittel ist **Brom.**

Fall 298: Eine 54jährige Frau klagte am 9.7.1992 seit dem letzten Winter über sehr lästiges Hautjucken im Gesicht, an den Ohren, am Hals und im Nacken. Eine Ursache wurde nicht gefunden. Zeitweise verschlimmerte sich das Jucken anfallsweise. Wenn sie schwitzte, empfand sie an den genannten Stellen Brennen. Kaltwaschen besserte jedesmal den Juckreiz. Während eines Aufenthaltes auf Sylt war sie beschwerdefrei, ein zweites Mal aber nicht mehr.

Im übrigen klagte sie über schnelle Erschöpfung nach leichten Anstrengungen, viel Frieren und wenig Appetit sowie Schwindel beim Aufrichten nach Bücken, Gefühl des Flatterns am Herzen und klimakterische Hitzewallungen. Es bestand eine Gebärmuttersenkung.

Zur *Vorgeschichte* ist zu erwähnen: eine Thrombose nach der zweiten Schwangerschaft 1963 und wieder 1984 und eine Nierenkolik vor 5 Jahren. Die Monatsblutung war seit einem Jahr ausgeblieben.

Befund: Die genannten Hautpartien sind stark gerötet und fühlen sich heiß an. Ein sichtbarer Hautausschlag besteht nicht. Die übrige Haut ist teils voller Längsfalten.

Behandlung und Verlauf: Auf Calcium carbonicum LM XVIII und dann D 200 kam es zu einer anhaltenden Verschlimmerung. Kalte Heilerdeauflagen linderten jeweils nur vorübergehend.

Am 27.7.1992 bekam sie ein anderes Mittel in C 30, nach einer Woche zu wiederholen. Das Mittel steht mit den genannten Symptomen nicht im *Kent*.

Am 14.8.1992 stellte sie sich wieder vor: Rötung und Hitze sind fast ganz verschwunden.

Am 27.8.1992 erhielt sie dasselbe Mittel in C 200, aber nur im Fall des Wiederauftretens der Erscheinungen zu nehmen. Sie benötigte es jedoch nicht und empfand auch keinen Juckreiz mehr.

Am 16.11.1992 rief sie an: „Ich will Ihnen doch berichten und nicht einfach nichts mehr von mir hören lassen! Es ist seitdem alles gut." Interessanterweise habe sich aber auch der Allgemeinzustand gebessert. Schwindel, Herzflattern, Hitzewallungen – alles habe aufgehört. Auch der Appetit sei besser und sie sei seelisch ausgeglichener und weniger müde.

Lösung Fall 298: Hier war ich nur von den Lokalsymptomen ausgegangen:
x 1291   Haut rot
x 1280,1 Haut heiß

x 1510 Jucken ohne Ausschlag und
x 1512,1 Jucken, Kälte bessert.

Einziges Mittel ist **Fagopyrum.**

Es ist kein „Antipsoricum" und hat doch auch den Allgemeinzustand gebessert! Es sollte noch genauer geprüft werden!

Fall 299: Frau *E. J.* klagte: „Ich habe ein Druckgefühl im rechten Auge, wie wenn es sich herausdrücken wollte; ich spüre einen bohrenden Schmerz darin. Schlimmer ist es beim Bücken und merkwürdigerweise auch vor der Monatsblutung." Die Beschwerden bestehen seit einem halben Jahr. Einen Augenarzt hat sie nicht aufgesucht. Es wäre an ein Glaukom zu denken.

Sie bekam von mir ein Mittel in D 12, 2mal in der Woche vor dem Frühstück 5 Tropfen zu nehmen.

Am 5.11.1992 sagte sie mir, daß der Druck vergangen und sie beschwerdefrei sei. Eine Nachuntersuchung habe auch nicht stattgefunden.

Lösung Fall 299: Nur 2 Symptome wiesen auf das richtige Mittel:
206 Augen Schmerz wie platzen III 43 (270) und
193 Auge rechtes schmerzt III 35 (261).

Das ist **Prunus spinosa.**

Fall 300: Ein 40jähriger Mann litt seit 12 Jahren an gesteigerter Infektanfälligkeit. In unserer Penicillinära leider täglich Brot! Die Verschleimung der Luftwege und Nebenhöhlen wollte nicht aufhören. Ich vermerkte: Husten locker und rasselnd; Schleim läuft hinten den Rachen hinunter; in den Ohren knackt es beim Schlucken. Es wurde über Übelkeit geklagt, besonders morgens beim Aufstehen. Die Zunge ist gelb belegt und deutlich landkartenartig abgesetzt.

Er bekam D 12, morgens vor dem Frühstück 5 Tropfen zu nehmen. Das war am 20.11.1987. Am 11.12.1987 war schon alles besser.

Am 28.12.1992 berichtet mir sein Sohn, daß es seitdem gut ist.

Lösung Fall 300:
1451 Husten locker
2382 Rachenschleim
32 Tubenkatarrh
3049,1 übel morgens beim Aufstehen
x 3313 Zunge Landkarten.

Das Mittel war **Hydrastis.**

Fall 301: Bei G. B., 57 Jahre alt, wurde vor 8 Jahren neurologisch und myographisch ein rechtsseitiges Carpaltunnelsyndrom festgestellt. Operation lehnte er ab. Am 10.11.1992 kam er wieder und klagte über Schmerzen im rechten Zeigefinger, schlimmer beim Bewegen, gering auch links; im Finger empfand er ein unangenehmes Wärmegefühl; beim Schreiben wurde der Zeigefinger schnell gefühllos, in den Fingerspitzen ein stechender Schmerz. Volar findet sich eine druckschmerzhafte harte Stelle; der Kleinfingerballen ist leicht atrophisch. In seinem Beruf als Pianist, ist das besonders unangenehm. Es fällt noch auf, daß er frühzeitig ergraut ist.
Er bekam D 12, 2mal in der Woche morgens 5 Tropfen, später D 200. Schon am 22.12.1992 sind die Hände „bedeutend besser", er kann wieder Klavier spielen.

Lösung Fall 301:
735 Finger gefühllos
1363 Hitzegefühl
x 524 Druck schl.
x 767 Fingerspitzen stechen
x 1059 Haar wird grau
x 3128 Verhärtungen.

Einziges Mittel ist **Acidum fluoricum.**

Fall 302: Die 65jährige O. R. ist seit 1983 rheumatisch. Jetzt: das linke Handgelenk ist deformiert, schmerzhaft; sie kühlt es gern. Darauf drücken empfindet sie ebenfalls als angenehm. Abends ist es besser. Warum?

Guajac C 30 am 9.11.1992 wirkte nicht. Am 16.12. bekam sie dann C 5, täglich 3 Glob. zu nehmen. Schon am 4.1.1993 war es „bedeutend besser". Auch objektiv.

Lösung Fall 302:
   939 Gelenke Schwellung
x 926 Gelenke deformiert
1528 Kälte bessert
 525 Druck bessert
   2 abends besser.

Das ergibt nur **Aurum.**

Fall 303: Wie sehr viele Frauen, hatte auch Frau *H. Sch.*, 43 Jahre alt, seit langem Beschwerden in ihren Beinen. Ihr Konstitutionsmittel war Pulsatilla. Trotzdem klagte sie am 10.12.1992 noch über Schmerzen in den Unterschenkeln. Sie sind zyanotisch, heiß, und besonders bei schwülem Wetter schlimmer. Sie bekam D 6, 3mal täglich 5 Tropfen. Anruf nach 4 Wochen: Besserung!

Lösung Fall 303:
x 3091 Unterschenkel blau
  3095 Unterschenkel Hitze
x 3170 warmfeuchtes Wetter schl.

Das ist **Hamamelis** als einziges Mittel.

Fall 304: Eine Eierstockentzündung. Der rechte Eierstock schmerzt, beim Bewegen oder Ausstrecken des rechten Beins, auf Druck; es kommt grünlicher Ausfluß. Sie ist jetzt 37. Sie leidet immer wieder an Mandelentzündungen. Gynäkologische Behandlung brachte bisher keinen deutlichen Erfolg.

Am 26.11.1992 bekam sie D 30, 2mal wöchentlich ein Glob. zu nehmen. 18.12.1992: keine Bakterien mehr da! Schmerzen nur noch „minimal". Ausfluß hat nachgelassen. Aber auch die Mandeln sind kleiner geworden.

Lösung Fall 304:
x 590,1 Eierstock schmerzt
x 288 Bauchschmerz Blinddarmgegend (!) (= rechts unten)
x 392 Bewegung schl.
x 524 Druck schl.
2602 „Schnupfen grün" (da ich „Ausfluß grün" nicht finde)
x 2078 Mandelentzündung immer wiederkehrend.

Einziges Mittel ist hier **Sulfur jodatum**. Es hat wie bekannt antiseptische und resorbierende Wirkung und wirkte hier zugleich auf das wahrscheinlich hauptursächliche Herdgeschehen, die chronische Mandelentzündung.

Fall 305: Eine 42jährige Frau. Am 23.10.1992 hörte ich: der Frauenarzt hat sonographisch eine Zyste im linken Eierstock festgestellt. Es schmerzt dort. Der Schmerz erstreckt sich zur Leistengegend und bis ins linke Bein.
Sie bekommt ein Korn D 200.
Am 9.11.1992 rief sie an: der Schmerz war zuerst stärker, dann schwächer. Die Zyste sei laut Nachuntersuchung kleiner geworden.
Am 18.12.1992 stellte sie sich mir wieder vor. Sie war wieder fachärztlich nachuntersucht worden: „Die Zyste ist weg!" Und als ich nicht lebhaft genug reagiere, sagt sie: „Ja, Herr Dr., is dat nix?!" Sie erwähnt noch, daß sie vor kurzem nach langer Zeit wie vor 13 Jahren wieder einen Lippenherpes gehabt habe (*Hering*sches Gesetz).

Lösung Fall 305: Nur Lokalsymptome:
587 Eierstockzyste
588 Eierstock links
590,2 Eierstock Schmerz Beine abwärts
1932,2 Leistengegend Schmerz.

Einziges Mittel ist **Thuja**.

Fall 306: Ein 67jähriger Rentner mit Herzrhythmusstörungen, weißhaarig, cholerisch, verspannt, mit rotem Gesicht, vor 2 Jahren Herzinfarkt. Mit Kriegsverletzung: Querschuß rechter Ellbogen und Hüfte. Klagte über Herzklopfen, Angst, Beklemmungen. Puls nur 48. Im linken Auge ist eine blutunterlaufene Stelle zu sehen. Der Puls ist unregelmäßig. Merkwürdigerweise, sagt er, haben die Herzbeschwerden sich verstärkt, seit er nicht mehr raucht. Früher war er starker Raucher. Am 15.9.1992 hat er aufgehört.

Chamomilla half nicht. Er bekam nun am 28.9.1992 zunächst D 6, 3 mal 5 Tropfen vor dem Essen, am 9.11. dann ein Glob. D 200.

16.12.1992: „Es ist wesentlich besser! Man solls nicht für möglich halten!" Jetzt hat er auch nachts Ruhe. Er bekommt nun nochmals dasselbe Mittel in D 500.

4.1.1993: die Beschwerden haben wesentlich nachgelassen. Weitere Behandlung und Nachuntersuchung ist aber noch erforderlich.

Lösung Fall 306:
2363 Puls langsam
1319,1 Herz Angst
x 2983 Tabak bessert
171 Auge Blutfleck.

Das war **Arnika**. Auch die anderen Symptome und die Konstitution paßten.

Fall 307: Ein 60jähriger Mann. Er war deprimiert und erschöpft. Er hatte viele Todesfälle in der Familie erlebt. Sein Herz sei „wie tot". Er muß viel weinen. „Streß" ermüdet ihn sehr. Seit 40 Jahren fühlt er sich so krank! „Ich kann manchmal nicht begreifen, wer ich bin." Wenn er heimkommt, erdrückt ihn die Wohnung. Nachts quälen ihn seine Gedanken. Nach 3 Uhr kann er nicht mehr schlafen. Der Sexualtrieb ist fast erloschen. Die Hände zittern, die Finger kribbeln.

Hypericum überzeugt nicht. Ich überprüfte nochmals alles genau und schickte ihm brieflich am 7.1.1993 ein Glob. D 200.

Schon nach 5 Tagen rief er an: „Wat han se mir dann da gen? Ich sin e ganz annere Mensch!"

Lösung Fall 307:
1907 Kummerfolgen
78 Anstrengung, geistige, schl.

2841,1 sexuelles Verlangen Mann vermindert
2560,1 schlaflos nach 3 Uhr
x 850,1 Furcht in engem Raum.

Einziges Mittel ist **Staphisagria**.

Fall 308: Einem 54jährigen technischen Angestellten ging es „im Magen rund". Die „Säfte" kamen nachts hoch, es schmeckte seifig. Er klagte über Sodbrennen, im Magen lag „es" schwer wie ein Kloß, mit krampfartigen Schmerzen. Wenn er auf der rechten Seite lag, war es schlimmer. Die obere Bauchpartie ergab einen tympanitischen Klopfschall.
   Am 10.11.1992 bekam er ein Korn D 200.
   Am 7.11.1992 rief die Tochter an, es sei jetzt gut.

Lösung Fall 308:
2879,1 Sodbrennen
 156   Aufstoßen flüssig
2066   Magen wie Stein drin
 274   Bauch oben gebläht
1986   liegen rechts schl.

Das war **Acidum sulfuricum**.

Mord und Totschlag, Unfälle und Katastrophen, Umweltverschmutzung und kaum lösbare Probleme – wen wundert es da noch, wenn die Leute angstvoll, unruhig und verspannt sind! Dazu kommen oft Sorgen in Beruf oder Familie, Überforderung, schlechte Erfahrungen, falsche Erwartungen, pessimistische Gedanken. So wird mit nur geringem Wirkungsgrad und unnötigem inneren Kräfteverschleiß gearbeitet.
   Aber da kann geholfen werden: Gedanken abschalten, sich nicht zuviel vornehmen, Atempausen einlegen, sich nach dem Befinden richten, die Lebensweise ändern. Dazu das passende homöopathische Mittel. So wird die Kondition verbessert und man wird jetzt mit allem besser fertig. Nun stört es nicht mehr so sehr, wenn es regnet.

Fall 309: Frau *R. K.*, 58 Jahre alt, kann nicht schlafen. Sie ist erschöpft, deprimiert und reizbar, alles vibriert in ihr, sie zittert, wenn sie etwas halten muß, das Herz tut ihr weh, Gedanken halten sie wach und auch am Eheleben hat sie kein Interesse mehr. Sie muß ihren schwerkranken alten Vater pflegen und auch nachts wiederholt für ihn aufstehen. Sie hat große Sorge um ihn.

Sie bekam ein Körnchen C 30, bei Bedarf zu wiederholen.

Nach 5 Wochen rief sie an: Es geht ihr sehr gut, Schwäche und Zittern haben aufgehört, und wenn sie nachts aufstehen mußte, kann sie gleich wieder einschlafen.

Lösung Fall 309: Wir gehen von der Hauptursache aus:
Karte
  2552 schlaflos Gedanken I 381/2 (1232)
  2565 Schlafmangelfolgen I 519 (1382)
  3293 Zittern inneres I 485 (1417)
x 2681 Schwäche zittrig
  1320 Herzbeklemmung II 206, 240/1 (831, 883)
  2839 sexuelles Verlangen Frau vermindert III 776 (744).

Das ergibt nicht Cocculus, sondern **Ambra** als einziges Mittel.

Fall 310: Ein 77jähriger Mann, der am 1.3.1993 von seinem aufgeregt sprechenden Sohn gebracht wurde und auch hier im Sitzen unaufhörlich mit dem Oberkörper vor- und rückwärts wippt. Der Sohn sagt: „Das ist noch garnix! Zu Hause rennt er dauernd in der Wohnung rum. Es ist nicht mehr mit ihm auszuhalten!"

Vorgeschichte: Oberschenkelschußbruch, Osteomyelitis, Aortenaneurysma. Vor 2 Jahren und im vorigen Jahr wieder nahm er in selbstmörderischer Absicht eine Überdosis Tabletten und war dann monatelang in klinischer Behandlung.

Diagnosen: Herzinsuffizienz, coronare Durchblutungsstörungen, zerebralsklerotische Depression und Unruhezustände mit Stimmungslabilität sowie Obstruktion der Atemwege. Auch gegenwärtig noch bekam er Theophyllin, Ismo, Dipiperon, Talvin, Arelix, Stilnox und Chloralhydrat (!). Die Unruhe konnte nicht beeinflußt werden.

Ich denke, das kann doch nur ..... sein! Er bekam gleich ein C 30.

Schon nach 3 Tagen rief der Sohn an: gestern war er erstmalig den ganzen Tag ruhig! Das war bisher noch nie der Fall. Heute fing es wieder an. C 30 soll also zunächst wiederholt werden. Am 9.3.1993 bekam er von mir brieflich ein Glob. D 200. Daraufhin kam eine „unheimliche" Reaktion und seitdem ist er ruhig.

Lösung Fall 310: Das Mittel ist **Tarantula.**

Lesen Sie nach bei *Mezger* Bd. II S. 1424ff.: Unruhe! Atmung mühsam und erstickend, Angina pectoris, Kollapszustände, unruhiger Schlaf, Depression, Stimmungswechsel, Schwäche, Lärmempfindlichkeit − stimmt alles!

Fall 311: Der 66jährige litt an Diabetes, Mitralstenose, Niereninsuffizienz, Prostataadenom, Katarakt, auf einem Auge blind, beginnende Zerebralsklerose. Reicht das?

Im Herbst vorigen Jahres stürzte er in einem Ohnmachtsanfall auf den Hinterkopf und wurde nach einigen Stunden gefunden. Ergebnis: subdurales Hämatom, Schädeltrepanation. Folge: epileptische Krampfanfälle und Absenzen.

Er ist sichtlich vorzeitig gealtert, verlangsamt und weitschweifig, hat an nichts mehr Interesse und fühlt sich geistig ganz erlahmt. Auch läßt ihn das Gedächtnis für Neueres im Stich. Die Anfälle kommen aus dem Schlaf heraus, danach fühlt er ein Schweregefühl im rechten Arm und im rechten Auge. Er klagt zudem über Drehschwindel beim Umdrehen im Bett. Um den Kopf ist es ihm wie ein Band. Nach Schlafen und Essen fühlt er sich besser.

Er bekam gleich ein Korn D 200. Schon nach 3 Tagen war es besser: „Das ist ganz erstaunlich, wie ein Wunder, nicht zu fassen, es ist wie wenn ein Loch aufgegangen wäre und ich wäre hindurchgegangen, Gedanken und Gedächtnis sind wieder da, es ist phantastisch!" Bisher auch kein Anfall und keine Absenzen mehr.

Lösung Fall 311: Die Lochkarten waren:
1827 Kopfverletzung I 184, 202 (117, 224)
 614 Epilepsie I 419 (1359)
   6 Absenzen I 18 (13, 14)
 911 Gedächtnisverlust
1922 langsam I 68 (48)

2904 spricht langsam I 97 (66)
1050 Glieder schwer II 518 (1178)
250 Bandgefühl I 486 (1418)
687 Essen bessert I 498 (1349)
2533 Schlaf bessert I 519 (1382).

Einziges Mittel ist **Helleborus.**

Die Schwerfälligkeit und Verlangsamung ist hier ganz besonders charakteristisch.

Fall 312: Eine jetzt 72jährige Frau war am 7.7.1992 an einem Herpes Zoster im Bereich der rechten unteren Rückenpartie erkrankt. Sie wurde am 2.3.1993 von ihrem Mann gebracht. Es sind noch breite verblaßte Narben zu sehen. Sie klagte über äußerst lästige stechende Schmerzen. Die Stelle war auch sehr berührungsempfindlich. Damals wurde aber merkwürdigerweise Reiben als angenehm empfunden. Hinsichtlich des Allgemeinzustandes fiel überall eine schwammige Schwellung des Unterhautzellgewebes auf und eine Pulsfrequenz von 84/Min.

Leider kam die Frau damals nicht in homöopathische Behandlung, sonst wären ihr die Schmerzen erspart geblieben. Unbehandelt können sie erfahrungsgemäß Monate bis Jahre dauern. Sie hatten bisher noch nicht nachgelassen.

Sie bekam gleich ein Kügelchen D 200 als einmalige Gabe. Schon nach 10 Tagen rief der Mann an, sie habe keine Schmerzen mehr. Das ist so geblieben.

Lösung Fall 312: Hier haben wir die Krankheitsdiagnose, die vorherrschenden jetzigen und früheren Symptome und was am Allgemeinzustand auffällt.

3294   Zoster Herpes II 183 (1303)
1296,3 Haut Schmerz stechend II 151 (1330)
 382   berührungsüberempfindlich I 493 (1342)
2430   reiben bessert I 517 (1381)
2757   Schwellungen I 447/8 (1403) und
2365,1 der schnelle Puls (1376).

Das Mittel ist **Ranunculus bulbosus.**

Fall 313: Ein 53jähriger Mann konsultierte mich erstmals im August 1992 wegen Herz- und Kreislaufstörungen. Sein Blutdruck schwanke sehr und steige hoch, wenn er Angst habe. Verbunden war das mit Schweißausbrüchen, Herzstichen und -beklemmungen. Bei hohem Blutdruck sei der Puls langsam, bei niedrigem bis zu 80/Min. Die Herzschmerzen strahlten zum Rücken aus. Er erschrecke leicht, z. B. wenn im Fernsehen ein Gangster sich „betätigt", verspüre er gleich einen Stich am Herzen. Er liebt Betätigung und Bewegung – dem Herzen macht das nichts aus (!).

Die Beschwerden bestehen seit $2^1/_2$ Jahren in heutiger Stärke und er hat schon viele Ärzte aufgesucht. Er war sogar stationär auf Intensivstation (!), aber es wurde nichts gefunden.

Als Kleinkind hatte er erlebt, wie sein Schwesterchen im Krieg durch eine Mine getötet wurde. Sein Vater ist 1945 gefallen. Von der Mutter wurde er abgelehnt und fürchtet heute noch, abgelehnt zu werden. Er war auch in psychotherapeutischer Behandlung.

Hier wirkt er zunächst angstvoll und unruhig. Der Blutdruck beträgt z. Zt. 175/105; Herztöne rein bei normaler Frequenz. Die reflektorischen Herzzonen vorn unten lateral und im Rücken in D 2 sind druckschmerzhaft.

Aconit überzeugt nicht. Am 10. 2. 1993 bekam er ein anderes Mittel in D 200.

23. 3. 1993: Alles ist besser! Keine Herzbeschwerden mehr, psychisch ist er ausgeglichen, ruhig und selbstbewußter.

Lösung Fall 313: Zunächst die Lochkarten:
1354   Herzschmerz stechend II 276 (866)
1320   Herzbeklemmung II 206, 240/1 (831, 883)
 62,1   Angst und Unruhe I 452 (1340)
2614   schreckhaft I 12, 13, 14, 33 (9, 10, 11, 23)
 393   Bewegung bessert I 494 (1343) – allgemein, dem Herzen macht es nichts.

Das ergibt noch 11 Mittel. Aber
x 1352 Herzschmerz zum Rücken (wo auch in D 2 Druckschmerz).

Mit dieser Karte – sie wurde von mir ergänzt – ergibt sich als einziges Mittel – **Acidum muriaticum.**

Es war mir nicht als Herzmittel bekannt, wohl aber denkt man bei der Salzsäure an den Magendarmtrakt. Ich fragte also nach — jawohl, früher litt der Patient oft an Gastritis mit viel Sodbrennen. Außerdem hatte er schmerzhafte und blutende Hämorrhoiden. Die Karten:

2879,1 Sodbrennen III 471 (532)
x 1115,1 Hämorrhoiden schmerzhaft
x 1108,2 Hämorrhoiden blutend
bestätigen Ac.-m.

Auch die weiße Zunge fehlt nicht (Erbe-*Kent* S. 437 links oben).

Ohne Lochkartei hätte ich Ac.-m. nicht gefunden.

Die Besserung durch Bewegung bezog sich nur auf das Allgemeinbefinden, die Herzbeschwerden blieben davon unberührt. Es wäre also falsch gewesen, „Herzklopfen besser durch Bewegung" oder „Herzschmerz besser durch Bewegung" aufzusuchen.

Fall 314: Ein 42jähriger Mann kam am 1.8.1990 wegen einer rezidivierenden Mastdarmfistel. Im September 1985 hatte er gemerkt, daß der After im Sitzen schmerzte. Im Dezember 1985 erkrankte er dann mit 40° Fieber und mußte wegen einer Infektion im Afterbereich stationär behandelt werden. Im Januar 1986 eiterte es wieder und er wurde operiert. Im Juni 1986 habe man dann ein „Loch" im Mastdarm gefunden. Er wurde wiederholt rektoskopiert. Es handelte sich um eine Fistel. 1989 wieder Schmerzen und nochmalige Operation.

Jetzt hat er wieder Beschwerden, will aber nicht mehr operiert werden, da das keinen Erfolg brachte.

Die Entleerungen sind breiig, After abwischen schmerzt. Der After näßt etwas. Wiederholt ist auch Stuhl in die Hose gegangen.

Beiderseits sind breite Narben zu sehen. Es fällt noch auf, daß der Mann vorzeitig ergraut ist. Schlaffe Hämorrhoiden. Bedeutsame Allgemeinsymptome sind nicht festzustellen.

Außer einem Versuch mit Wechselduschen bekam er ein Mittel in D 200 als einmalige Gabe.

31.8.1990: Der After näßt weniger. Keine Schmerzen mehr. Auch keine Inkontinenz mehr. Wegen der Hämorrhoiden bekam er Paeonia C 30.

1.10.1990: Keine Schmerzen und keine Sekretion mehr.
Am 16.4.1992 höre ich von seiner Frau, die mich konsultierte, daß seitdem alles gut ist.

Lösung Fall 314: Wer denkt bei einer Fistel nicht an Silicea! Das kann stimmen, muß es aber nicht. Warum sonst enthält die Rubrik „Fistel" im *Kent* mehr als 50 Mittel? Besser, wir überzeugen uns:
Karte
22   Afterfistel III 623 (619)
29,1 After näßt III 630 (623)
3187 Waschen schl.
1229 Harnsäure
2429,1 Reiben schl. (After wischen schmerzte) I 517 (1381)
1059 Haar wird grau I 186 (119).

Einziges Mittel ist **Silicea**.

Glück gehabt? In diesem Fall kam jemand, von der Schulmedizin enttäuscht, zu uns, wie so viele. Und wieviele gehen den umgekehrten Weg?

Fall 315: Ein 12jähriges Mädchen wurde am 7.8.1992 von der Mutter gebracht. Es müsse nach dem Essen mindestens dreimal erbrechen. Es klagte über Bauchschmerzen abwechselnd rechts oben und links oben. Nach dem Erbrechen sei es besser. Der Bauch war tympanitisch gebläht, besonders links oben.

Sonstige Erscheinungen: wiederholte Mittelohrentzündungen und häufige Bronchitiden.

Außer Ernährungsberatung bekam es ein Mittel in D 200, das nur am 4.9.1992 wiederholt werden mußte.

Am 21.12.1992 hörte ich, daß seitdem keine Bauchschmerzen und kein Erbrechen mehr auftraten.

Lösung Fall 315: Die wahlanzeigenden Symptome waren:
309   Bauchschmerz oben rechts
306   Bauchschmerz oben links
2824 Seitenwechsel der Beschwerden und
629   Erbrechen bessert.

Einziges Mittel ist **Agaricus**.

Die sonst für Agaricus bekannten Leitsymptome fehlten.

Fall 316: Eine 68jährige Frau klagte am 15.7.1992, daß seit einem halben Jahr ca. alle 3 Wochen ein plötzlicher Ohnmachtsanfall komme, schon beim Heben des rechten Arms. Die ganze rechte Körperseite sei zeitweilig gefühllos, es sei, wie wenn das Blut nicht durchgehe, der rechte Arm sei dann kraftlos. Besser sei es, wenn sie die Beine hochlege. Oft habe sie das Gefühl, daß es sie nach rechts ziehe, dabei sehe sie auf dem rechten Auge vorübergehend schlecht.

Stationäre Beobachtung ergab den Verdacht auf Durchblutungsstörung durch vermutliche Verengung der rechten Halsschlagader.

Sie klagte über Gedächtnisschwäche. Mir fiel ihr weitschweifiges und altersbedingtes langsames Wesen auf.

Kalium bromatum D 200 besserte, aber die Ohnmachtsanfälle traten wieder auf.

Erst auf ein anderes Mittel, auch D 200 wurde auch das besser.

26.2.1993 − nur noch einmal Ohnmacht.

6.4.1993 − sie und die Familie sind „begeistert", keine Ohnmacht und keine Gefühllosigkeit mehr, auch das Gedächtnis sei besser.

Lösung Fall 316: Die Symptome waren:
110 Arm, rechter, schwer II 519 (1179)
1922 langsam I 68 (48)
916 gefühllos
415 Blut wie stockend I 1408 (1403) und
2801 Schwindel nach rechts fallend.

Das Mittel ist **Causticum**.

Fall 317: Ein 30jähriger Mann kam am 27.7.1992. Seit 10 Jahren habe er Schmerzen in der rechten Schulter. Zum ersten Mal nach Volleyballspiel. Es sei schlimmer nachts, beim Heben des Arms und beim nach hinten beugen. Morgens werde er von den Schmerzen wach. Die Schmerzen reichten bis zum Oberarm. Bisher hat er 3 orthopädische Fachärzte aufgesucht. Gymnastik, Reizstrombehandlung und Massagen besserten nicht, warme Auflagen auch nicht, Eisauflagen nur vorübergehend. Schlimmer sei es beim Liegen auf der rechten Seite. Sanguinaria half auch nicht. Das Schultergelenk war röntgenologisch frei.

Im Deltoideus fühlte ich druckschmerzhafte Myogelosen, außerdem eine teigige Schwellung, den Schleimbeutel.

Auch hier fiel mir auf, daß der Mann vorzeitig ergraut war.

Ein anderes Mittel, in D 4, verschlimmerte. Das ist wie ein Test, daß das Mittel richtig ist. Auf C 30 – keine Schmerzen mehr. D 200 am 27.10.1992 brachte die Sache dann in Ordnung.

Lösung Fall 317:
2578   Schleimbeutel I 411, 480 (979, 1034)
524   Druck schl. I 495 (1345)
1983   liegen auf kranker Seite schl.
2644,1 Schulter Schwellung II 528 (1172) und
1059   Haar wird grau I 186 (119).

Einziges Mittel ist **Kalium jodatum.**

Fall 318: *E. E.* war 45 Jahre alt, als er am 9.4.1992 in Begleitung seiner Frau kam. Sie beklagte sich über seinen fauligen Mundgeruch. Er selbst merkte das nicht so. Er klagte auch über Zahnfleischbluten beim Zähneputzen, außerdem kam beim Naseputzen morgens meistens etwas Blut mit. Die Zunge war weißgrau belegt und zeigte die Abdrücke der Zähne.

Mercur LM 18, alle 2 Tage ein Körnchen, besserte, aber der Mundgeruch hielt an. Da mußte also eine tiefere Ursache zugrunde liegen. Erst ein anderes Mittel, bei Bedarf zu wiederholen, in D 200, beseitigte auch den Mundgeruch.

Lösung Fall 318: Nur 3 Symptome waren nötig:
3334   Zunge Zahnabdrücke III 254 (408)
2186   Nasenbluten beim Putzen III 167 (332) und
3259   Zahnfleischbluten III 211 (408).

Einziges Mittel ist **Chelidonium.**

Dazu paßt auch der Mundgeruch, sogar im 3. Grad.

Fall 319: Ein 44jähriger Mann klagte am 15.2.1991 über einen seit 2 Jahren nach einer Erkältung bestehenden trockenen Reizhusten, besser bei klarem Wetter, in frischer Luft, nach Trinken, im Liegen, schlimmer bei Nebel und bei nassem Wetter, mit vom Kehlkopf ausgehendem Kitzelgefühl.

Aconit überzeugte nicht. Erst ein anderes Mittel, erst in C 30, dann D 200, brachte die Sache in Ordnung.

Lösung Fall 319:
3219 Wetter, bedecktes, schl. I 529 (1342)
2222 Nebel schl. I 528 (1371)
3220 Wetter kaltnaß schl. und

Trockener Husten im Liegen besser (811 rechts) mit nur 4 Mitteln und dem passenden Mittel im 3. Grad – das war **Mangan.**

Fall 320: Ein 64jähriger Mann. Die Haut ist voller Pickel, brennt, juckt, spannt, ist heiß, rot, es überläuft ihn kalt, aber er kühlt gern.

Er ist adipös, in der Lebergegend Spannung und Völle, besser durch Aufstoßen, auch Schmerzen. Gegen Luftzug ist er empfindlich, Sonne wird nicht vertragen.

Er bekommt ein Glob. D 200, bei Bedarf zu wiederholen.

Erneute Vorstellung nach 6 Wochen: die Haut ist in Ordnung.

Lösung Fall 320: Allgemeinsymptome:
 x 715,1 fettleibig
 2890 Sonne schl. I 523 (1407)
 309 Bauchschmerz oben rechts III 554 (569)
 2008 Luftzug schl. I 511 (1366/7).

Die Hautsymptome:
1291 Haut rot II 153 (1332)
1280,1 Haut heiß II 163 (1322)
1528 Kälte bessert I 504 (1355) – hier örtlich –
2507 Schauder nervöse I 438 (1348).

Einziges Mittel ist **Belladonna**.

Röte und Hitze sind hier typisch, aber Pulsieren wurde verneint.

Fall 321: Akne ist schwer zu beherrschen. Eine 38jährige Studentin — Gesicht, Stirn, Rücken, Arme — alles ist voll. Rote, eitrige, schmerzhafte Pickel seit dem 22. Lebensjahr.
Sie ist deprimiert. Nicht nur wegen der Akne. Vor 3 Jahren hatte die Mutter einen „Hirnschlag". Damals verschlimmerte sich die Haut.
Und sonst: sie friert viel, sogar im Bett; die Hände sind eiskalt, die Fingernägel bläulich. Die Periode dauert 14 Tage und kommt zu früh. Der Gynäkologe hat nichts gefunden. Nach Aufregung erwacht sie nachts schweißgebadet. Die Zunge ist graustreifig belegt, in der Mitte rot, mit einer Furche, an den Rändern Zahnabdrücke. Sie muß ständig Winde lassen. Außerdem klagt sie über Haarausfall. Sie fühlt sich müde und erschöpft.

Hier stimmte es wahrscheinlich von der Ernährung her nicht, außerdem scheint, wie so oft, das Immunsystem nicht in Ordnung zu sein. Bis 1985 hat sie stark geraucht, seitdem hat sie aufgehört, aber die Gesichtsfarbe ist noch grau.

Sie kam erstmalig am 10. 2. 1993. Carb.-v. D 200 wirkte nicht. Am 15. 3. 1993 kam sie wieder und erhielt ein anderes Mittel, zunächst als LM 18, 2mal in der Woche 3 Glob. zu nehmen. Daraufhin wurde die Akne zunächst schlimmer, auf D 200 dann besser. Am 30. 4. 1993 D 500.
16. 7. 1993 — die Akne ist erstmalig verschwunden. Wenn sie wiederkommt, kommt D 500 auch wieder! Auch die Depression ist vorbei.

Lösung Fall 321: Zunächst die Allgemeinsymptome:
Die Depression
1907   Kummerfolgen (Verschlimmerung der Haut) I 66, 151 (9, 47)
 795   friert im Bett II 18, 23 (1253)
1134   Hände kalt eisig II 470 (1002)
 746   Fingernägel blau (als Allgemeinsymptom!) II 416/7 (1207)
3228,1 Winde III 614 (610).

Dazu die Hautsymptome:
 47   Akne II 185 (1306)
1258 Hautausschlag schmerzhaft II 196 (1309) und

1250,1 Hautausschlag eiternd II 176, 181 (1301) sowie
1055   Haarausfall I 185 (118).

Das ist **Acidum phosphoricum.**

Fall 322: Ein 30jähriger Gärtner brachte am 8.2.1993 eine Menge Unterlagen. Am 12.12.1991 war an einem linksseitigen Leistenbruch operiert worden. Die Narbe vereiterte, wurde aufgeschnitten, vereiterte wieder usw. Er mußt Antibiotika schlucken. Seitdem litt er an einer „Allergie". Er suchte mehrere Hautärzte auf; vom 16.6. bis 30.7.1992 war er in einer Allergieklinik in Bayern. Es bildeten sich Schwellungen im Gesicht mit nesselartig juckenden Quaddeln; hinzu kam Heuschnupfen, die Augen tränten und nach längerem angestrengtem Sehen sah er unscharf. Nach dem Essen hatte er Durchfall, nach dem Aufrichten Schwindel. Nach Mitternacht war er lange wach, abends ging es ihm allgemein besser. Die Haut war rotfleckig, in der Zeit von 11–13 Uhr war es schlimmer, nach Schlafen besser. Hinzu kam noch häufiges Zahnfleischbluten. Die Nase war verstopft besonders beim Hinlegen. Er erwähnte noch besonders, daß er als Gärtner viel mit Giften zu tun habe.

Alumina D 200 – nein, das war nicht das richtige.

Am 3.3.1993 bekam er ein anderes Mittel in D 200. Schon am 23.3.1993 war die Haut „fast gut" und am 5.4.1993 gut.

Lösung Fall 322: Die Hautsymptome waren
2224   Nesselsucht II 191 (1311)
1033,1 Gesicht Schwellung II 113 (392) und
1292   Haut rotfleckig II 153/4 (1332/3).

Die Allgemeinsymptome:
534 Durchfall nach dem Essen III 606/7 (615)
2533 Schlaf bessert I 519 (1382)
2095 schl. mittags I 487/8 (1336) und
 166 Augenanstrengung schl. III 23, 37 (262, 282).

Es erscheinen **Apis** und Phosphor. Bedeutsame Phosphorsymptome fehlten. Für Apis sprach die Nesselsucht und die Schwellungen. Auch die Durchfälle hörten auf.

Zur Ätiologie: Antibiotika und – schon vorher – beruflich nötige Chemikalien hatten sich auf Darm und Haut ausgewirkt.

Fall 323: Frau *H. B.* hat noch die Regel, obwohl sie 57 Jahre alt ist. Menarche war mit 11 Jahren. Mit 12 Jahren hatte sie Angst, auf eine Leiter zu steigen und die Regel setzte für ein Jahr aus; dann kam sie bis zum 34. Lebensjahr nur viermal im Jahr. Seit 4 Jahren bekam sie deshalb Hormontabletten, die dann aber wieder abgesetzt wurden.

Die Regel ist sehr stark und sie fürchtet den Blutverlust, besonders an den ersten beiden Tagen ist die Blutung stark, dann weniger, dauert im ganzen 5 Tage, mit Blutklumpen. Eine organische unmittelbare Ursache war gynäkologischerseits nicht gefunden worden. Schon vor der Regel fühlt sie sich elend und besonders nachher schlapp. Das Blut ist hell. Die Regel ist mit Kreuzschmerzen verbunden. Wenn sie sich anstrengt oder viel bewegt, blutet es stärker. Seit einigen Jahren klagt sie außerdem über „fliegende Hitze" mit Schweißausbrüchen.

Nachts muß sie sechsmal raus. Früher hatte sie eine Nierenbeckenentzündung. Puls 60, kräftig. Nach Anstrengung kommt sie „außer Atem". Die Füße zeigen Ödeme. Offensichtlich liegt eine Herzinsuffizienz vor. Sie wiegt 80 kg. Sie wurde eingehend über Ernährung und Herzschwäche beraten und hydrotherapeutische Maßnahmen wurden empfohlen. Digitalis D 4, 3 × 7 Tr., besserte die Schwächezustände, aber auf Bovista D 200 und auf Millefolium C 30 reagierten die Blutungen nicht, ebenso nicht auf Erigeron D 12.

Das zog sich so hin bis zum Januar 1993; am 18. 5. 1992 war sie zum ersten Mal gekommen. Sie hielt aus und blieb nicht weg! Das lohnte sich.

Am 25. 1. 1993 bekam sie ein anderes Mittel in D 200 als einmalige Gabe. Da ich meiner Sache noch nicht ganz sicher war, schrieb ich ihr noch Sabina D 6 auf, bei Bedarf zu nehmen.

15. 3. 1993 – „Das war phantastisch!" Die Blutungen haben aufgehört. Sabina brauchte sie nicht zu nehmen. Nach einer Angina schwitzte sie stark und fühlte sich vorübergehend sehr matt.

3. 5. 1993: keine Blutung mehr! Sie ist ganz glücklich. Auch sonst geht es ihr viel besser. Das Mittel mußte nur noch einmal in D 500 wiederholt werden.

Lösung Fall 323: Ganz einfach −
2423 Regel stark nach Anstrengung oder Bewegung III 766 (726)
x 417 Blutung hell (nach *Stauffer*)
x 418 Blutverlustfolgen
3160 Wallungen I 408, 415 (1345, 1354)
1894 Kreuzschmerz während der Regel II 343 (901).

Einziges Mittel ist **Ferrum.**

Fall 324: Frau *M. E.*, 65 Jahre alt, litt seit 1978 an einer chronischen Zystitis. Schon 7mal bekam sie Antibiotika und trinkt täglich vier Liter (!), um alles auszuspülen − vergebens. Immer wieder Blut im Urin. Beim Husten, Gehen, schwer heben geht immer wieder Urin unfreiwillig ab. Wasserlassen schmerzt. Soll noch erwähnt werden, daß sie, wie viele Leute, sehr gerne Kaffee trinkt.

Sie bekam LM XII, wöchentlich 2 Körnchen zu nehmen.

14. 5. 1993: keine Schmerzen mehr, kein Blut mehr im Urin. Der Urologe sagt: „Das ist ein Wunder!" Nur die Inkontinenz war noch nicht behoben und verlangte Causticum.

Lösung Fall 324:
400,1 Blase entzündet III 685/6 (649)
1207 Harnlassen schmerzt (zahlreiche Seiten)
1193 Harn geht ab beim Gehen III 676 (662/3)
1525 Kaffee Verlangen III 483/4 (541).

Einziges Mittel ist **Argentum nitricum.**

Dazu paßt auch „Harn blutig".

Fall 325: Eine 38jährige Frau klagte am 6. 5. 1991 über schmerzhafte Periode. Frauenärztlicherseits sei u. a. eine Endometriose festgestellt worden.
Befragung:
  Wo schmerzt es?
  Im Unterleib vorn, im Kreuz und in der Blase.
  Wann schmerzt es?

Während der Regel. Die Blase schmerzt krampfartig während und nach der Regel, schlimmer beim Wasserlassen.
Was machen Sie, wenn Sie Schmerzen haben?
Ich lege mich auf den Rücken, lege die Beine hoch und lege einen Wärmbeutel auf, das lindert.
Was spüren Sie noch?
Es ist ein heißes Brodeln drin.
Kommt die Regel pünktlich?
Nein, etwa alle 30-32 Tage.
Nehmen Sie die „Pille"?
Nein.
Wie sieht die Blutung aus?
Es sind einige Klumpen drin und gegen Ende der Blutung auch einige Gewebsfetzen.
Sie bekam ein Glob. D 30.
Dann habe ich zunächst nichts mehr gehört.
Am 18. 8. 1993 rief sie an: Es sei seitdem gut. Was das denn für ein Mittel gewesen sei. Eine Freundin habe nämlich ähnliche Beschwerden, ob man ihr das auch geben könne?

Lösung Fall 325: Nehmen wir die Symptome in der Reihenfolge der Befragung, dann haben wir Karte
  2412   Regel schmerzhaft III 767, 792 (727, 734)
x 1894   Kreuzschmerz während der Regel
x 401   Blasenkrampf
x 3166   Wärme bessert (hier örtlich)
  1363   Hitzegefühl I 461 (1353)
  2421   Regel spät III 767/8 (727)
x 2405,1 Regel mit Klumpen
  2404   Regel mit Hautfetzen III 765 (725),

Cyclamen als einziges Mittel. Auch hier wurden nur örtliche Symptome berücksichtigt. Sie stehen alle miteinander in Zusammenhang und ergeben ein einheitliches Bild.

Fall 326: Frau *M. V.*, 68 Jahre alt, ist sichtlich überernährt. Sie wiegt 80 kg und hat einen „unheimlichen" Appetit. Dazu hat man ihr noch gesagt, sie müsse jeden Tag 3 Liter Flüssigkeit zu sich nehmen! Diese unnatürliche Auffassung ist offenbar nicht auszurotten. Zwar hatte sie einmal an Nierenkoliken gelitten. Nun sollte man meinen, daß das Brünnlein immer reichlich fließt. Irrtum! Es floß nur, wenn es Lust hatte. Entsprechende Beschwerden blieben nicht aus: Schwindel, Müdigkeit, Schmerzen, Schlafstörungen, knackende Gelenke, Kreislaufstörungen, Schweiß, Hitzewallungen. Folgen von Fehlernährung. Man soll den Leuten „auf die Finger sehn". Das tat ich: besonders die Endgelenke waren typischerweise knotig verdickt (Heberdensche Knoten) und schmerzhaft. In Zeiten mit wenig Urinabgang fühlte sie sich „gestaut". Sie bekam eine D 6 – warum nicht auch mal eine Tiefpotenz? – morgens 5 Tropfen zu nehmen, abends 10 Tropfen Asperula D 2. Dazu Ernährungsberatung. Schon nach wenigen Tagen fühlte sie sich in jeder Hinsicht besser. Die Miktion hat sich normalisiert. Die Knoten an den Fingern werden kleiner.

Lösung Fall 326: Die geklagten Beschwerden waren Ausdruck einer gestörten Stoffwechsellage, zu erkennen an Art und Unregelmäßigkeit der Ausscheidung und der Beschaffenheit der Finger:
2229 Nierengrieß III 728 (694)
1240 Harn viel wechselt mit wenig III 726 (696) und
 736 Fingergelenke knotig II 478 (954).

Einziges Mittel ist **Acidum benzoicum.**

In den Arzneimittellehren lesen wir: Urin riecht nach Pferdeharn. Wie riecht denn Pferdeharn? Aber in der heutigen Autoüberflutung hat man ja wieder Sehnsucht nach dem Pferd. Auch ohne dieses Symptom war das Mittel richtig. Zu dem Symptom 1240 wäre noch Berberis zu vergleichen.

Fall 327: Bei einer jetzt 76jährigen Frau wurde 1980 ein beginnender grauer Star festgestellt. Außerdem litt sie an einer Arthrose mit Verschlimmerung der Schmerzen bei Bewegung. Auch Kälte wurde nicht vertragen; Wärme linderte. Sie bekam ein Mittel als LM/XVIII, zweimal wöchentlich einige Glob. zu nehmen.

Sie war bis heute in großen Zeitabständen wegen anderer Beschwerden in meiner Behandlung. Der Katarakt ist seit 1984 laut augenärztlicher Kontrollen seitdem nicht mehr weiter fortgeschritten.

Lösung Fall 327: Wenn wir den grauen Star als Ausdruck innerer Ernährungsstörungen ansehen, so liegt die Arthrose auf derselben Ebene. Das berechtigt uns, deren Symptome zusammenzufassen:
2911 Star, grauer II 22 (276)
x 933 Gelenke Schmerz Bewegung
x 934,1 Gelenke Schmerz Kälte schl.
x 936,2 Gelenke Schmerz Wärme bess.

Einziges Mittel ist hier **Calcium fluoratum.**

Die mit x bezeichneten Ergänzungen entnahm ich dem Lehrbuch von *Mezger.*
Beim Katarakt wäre ja auch an die Waterlookur zu denken (auch Calc.-f. gehört dazu) − aber wer führt die schon regelmäßig durch?

Fall 328: Die Füße einer 65jährigen Frau sind in typischer Weise deformiert. Ursache: falsches Schuhwerk. Auch nach orthopädischer Operation schmerzen sie beim Gehen wie „rohes Fleisch". Die Großzehen sind einwärts abgewinkelt. An ihren Grundgelenken sind dicke rote druckschmerzhafte Ballen. Auch die Operation, Knorpeleinlage, hat daran wenig geändert. Es „sticht", zum Vorfuß ausstrahlend. Die stechenden Schmerzen kommen und verschwinden plötzlich, auch schon im Sitzen. Die Zehen sind rot. Ihre Haut blättert ab. Beide Großzehen sind druckschmerzhaft. Es fällt auf, daß das linke Großzehengelenk sehr locker ist. Außerdem besteht beiderseits ein Spreizfuß. Der rechte Fuß ist wärmer. Die Füße sind leicht angeschwollen, besonders abends. Die Oberseiten der Füße sind braunfleckig verfärbt. Das Fußleiden bestand schon seit vielen Jahren. Es konnte sich nur noch darum handeln, die subjektiven Beschwerden zu lindern.
Am 14.5.1993 bekam sie ein Mittel in C 30, bei Bedarf zu wiederholen. Zur Unterstützung wurden Auflagen mit Eichenrindenabkochung und Arnikatinktur verordnet.

20.8.1993: Die Füße schmerzen beim Gehen nicht mehr. Auch die Schwellungen sind zurückgegangen. Das Mittel wird in D 200 wiederholt.

Lösung Fall 328: Folgende Lochkarten wurden genommen:
887,2 Füße schmerzen beim Gehen II 610 (1069)
2591 Schmerz plötzlich kommend und schwindend I 466 (1392)
524 Druck schl. I 495/6 (1345/6)
886,2 Füße rot
891,1 Füße Schwellung abends II 533/4 (1177)
2757 Schwellungen I 447/8 (1403) und
1272 Haut braune Flecke II 152 (1331).

Einziges Mittel ist **Carboneum sulfuratum.**

Dazu paßt auch der stechende Schmerz (Erbe-*Kent* S. 1390/91 mit Carb.-s. im 3. Grad).
Aber was hat nun geholfen? Eichenrinde, Arnika oder Carb.-s.? Oder alles zusammen?
Auch hier wurden nur Lokalsymptome zur Mittelwahl herangezogen, obwohl das Leiden schon lange bestand. Man sieht: das Dogma von der Unfehlbarkeit des Konstitutionsmittels hat Löcher. Das soll aber durchaus nicht heißen, daß man in chronischen Fällen auf konstitutionelle Behandlung verzichten dürfte!
In unseren Zeitschriften lesen wir von wunderbaren Heilerfolgen. Namhafte Kollegen, die für die Homöopathie ein Vielfaches mehr geleistet haben als ich, haben sich abgemüht mit der Repertorisation. Sie tasten sich durchs Dunkel, als ob die moderne Beleuchtungstechnik noch nicht erfunden wäre, in der Hoffnung, das Richtige zu ergreifen, was dann schließlich auch gelingt. Welcher Aufwand an Mühe und Zeit!
Mit der homöopathischen Lochkartei finden wir nach ausreichender Fallaufnahme, Beobachtung und Verstehen des Falles oft schon in wenigen Minuten das passende Mittel. Vorausgesetzt, wir gebrauchen die Kartei richtig. Wir dürfen auch hier sagen: „Machts nach, aber machts richtig nach!" Es ist schade, die Kollegen/-innen könnten es wesentlich leichter haben.
So werden wir auch immer wieder auf weniger gebräuchliche Mittel aufmerksam, an die wir sonst nicht gedacht hätten. Es leuchtet ein, daß dadurch die therapeutischen Möglichkeiten größer sind.

Fall 329: Eine damals 37jährige Frau kam erstmalig am 26.11.1991 und klagte über sehr starke Schweißausbrüche, besonders morgens nach dem Frühstück und auch wenn sie fror. Und sie fror häufig, wie so viele Leute. Wärme wurde immer als sehr angenehm empfunden. Aus der Achselhöhle lief es sogar in Strömen herunter. Die vielen Schweißausbrüche machten sie nicht nur schlapp, sondern auch nervös, wie sie sagte.

Wir fragen uns, warum schwitzt die Frau so stark? Sollte vielleicht ein Herdinfekt zugrundeliegen? Das bestätigte sich. Sie war hochfieberhaft erkältet gewesen mit Kopfschmerzen über der Nasenwurzel und der linken Stirnseite sowie hinter dem linken Auge. Der Druckpunkt an der linken Schläfe direkt vor dem äußeren Augenwinkel war noch empfindlich – ein Hinweis auf eine Sinusitis frontalis. Jawohl: 1972 hatte sie eine Stirnhöhlenentzündung durchgemacht. Ein ätiologischer Faktor sind oft wiederholte Gaben von „Nasentropfen", die die Krankheit unterdrücken und nach innen treiben.

Wer denkt dabei nicht an Silicea? Es überzeugte hier aber nicht. Zu erwähnen ist nur noch eine starke Regel und früher wiederholte Nierenbeckenentzündungen im Alter von 7, 18 und 20 Jahren.

Sie bekam nun ein anderes Mittel und zwar in C 30, alle 3 Tage zu nehmen, im ganzen 4mal. Der Verlauf wechselte zunächst, aber bald schwitzte sie weniger, schlief auch besser und war allgemein ausgeglichener. Am 13.5.1992 wurde das Mittel in C 200 wiederholt. Seit dem 10.6.1992 ist alles gut.

Lösung Fall 329: Was herrscht vor? Sie starken Schweiße. Was fällt auf? Daß sie das „nervös" macht! Hiervon müssen wir ausgehen. Im *Kent* (EK S. 59 links) haben wir nur 4 Mittel unter „Unruhe beim Schwitzen". Eins davon ist **Sambucus.**

Es ist als schweißtreibendes Mittel altbekannt. Wir wollen sehen, ob das stimmt. Nehmen wir die Karten

2735 Schweiß reichlich II 59 (1292)
2673 Schwäche nach schwitzen I 446 (1402)
2607,1 Schnupfen, unterdrückter (Nasentropfen!) III 171, 181 (335, 355)
2688 Schweiß nachher schl. I 520, II 73 (1295, 1405)
2422 Regel stark III 765/6 (726).

Dazu kommt noch die Wärmebesserung. Von den 4 erwähnten Mitteln ist dann Sambucus das einzige. Und nun erinnern wir uns, daß Sambucus auch ein Nierenmittel ist. Das kann hier im Hinblick auf die früheren Nierenbeckenentzündungen von Bedeutung sein und sich auf den Allgemeinzustand günstig ausgewirkt haben.

Fall 330: Eine 32jährige Frau. Sie arbeitet in einem sozialen Beruf. Seit einer Woche hat sie eine neue Stelle gefunden. Nun muß sie sich neu einarbeiten. Sie fühlt sich innerlich zerrissen. Kein Wunder: jetzt die neue Arbeit, und von ihrem Partner, mit dem sie glücklich harmoniert, ist sie durch eine Entfernung von 500 km getrennt. So weiß sie nicht, was sie tun soll. Die Gedanken jagen sich. Der Nacken ist verspannt. Ihre Arbeit tut sie gern, strengt sie aber an und macht sie schwindlig. Das kann Ausdruck ihrer seelischen Verfassung sein.
   Am 8.9.1993 bekam sie ein Korn D 200.
   1.10.1993: Alles ist gut, kein Schwindel mehr, keine Zweifel mehr, sie fühlt sich sicherer, hat wieder innerlichen Halt, wird mit ihrer Situation besser fertig.

Lösung Fall 330: Nur 3 „Symptome" brachten das Mittel:
912 Gedankenflucht (typisch) I 53 (36)
2763 Schwindel Anstrengung geistige (auffallend) I 162 (105) und
3067 unbeständig (dürfen wir so sagen?) I 109 (73).

   Einziges Mittel ist **Coffea.**

Dazu paßt
3068 unentschlossen I 109 (73) und
x 3131 verlassen fühlt sich (500 km!).

Fall 331: Die 41jährige *D. K.* klagte über krampfartig schmerzhafte Perioden alle 32 Tage und von 5tägiger Dauer, mit Klumpen und Hautfetzen. Die Schmerzen strahlen zum Oberschenkel aus. Vor der Regel friert sie, während der Regel hat sie meistens Durchfall. Nachts bekommt sie oft Wadenkrämpfe.
   Sie erhielt C 30, zu wiederholen vor der nächsten und wenn nötig vor der übernächsten Regel. Die folgenden Perioden verliefen normal und nicht mehr schmerzhaft.

Lösung Fall 331:
x 2417   Regelschmerz zum Oberschenkel
  556   Durchfall während der Regel III 609 (617)
x 2415   Regelschmerz krampfartig
x 3157   Wadenkrampf
  2405,1 Regel mit Klumpen III 764 (724)
  2404   Regel mit Hautfetzen III 765 (725).

Einziges Mittel ist **Viburnum**.

Die mit x bezeichneten Symptome wurden von mir nach *Mezger* ergänzt. Warum steht für diese das Mittel nicht im *Kent?* Spätere Prüfungen und Erfahrungen ermöglichten Ergänzungen. Ohne sie hätte ich das Mittel nicht gefunden. Es paßte, obwohl der typische Schmerzverlauf um die Hüften herum nicht angegeben war.

Sie fragen nach dem gynäkologischen Befund? Da muß ich leider „passen". Oft liegen ja Verlagerungen zugrunde. Aber auch ohne nachweisliche objektive Veränderungen ist es schon etwas wert, die Beschwerden beseitigt zu haben.

Fall 332: Die Hautkrankheiten haben enorm zugenommen. Auch Frau *E. W.*, 80 Jahre alt, war hautkrank. Seit Jahren litt sie an juckenden Ausschlägen an Armen, Brust, Gesicht und Beinen. Die Hautärzte konnten ihr nicht helfen. Auf Bestrahlung wurde es sogar schlimmer. Ich erklärte ihr, daß man so etwas von innen her behandeln muß, da es sich meist um den Ausdruck einer Stoffwechselstörung handelt. Es sind zahlreiche erhabene kleine rote Flecke zu sehen. Es juckt am meisten abends in der Bettwärme. Auch Kleidung stört sehr. Im Winter ist es jedesmal schlimmer. Schwitzen, das meist bei Hautkrankheiten sehr lästig ist, konnte sie kaum.

Wir können uns aber nicht auf die Hautsymptome beschränken. Wir müssen die Konstitution erfassen. Eine umfangreiche und sehr zeitraubende „Gewissenserforschung" konnte ich mir hier ersparen. Ich ging nur von der so nebenbei gemachten Angabe aus, daß ihr beim Aufstehen vom Sitzen die Knie schmerzten und erfuhr, daß auch die übrigen Gelenke beim Bewegen schmerzhaft waren. Die Patienten neigen dazu, das zuwenig zu beachten, und sagen, sie seien doch wegen der Haut

gekommen; sie sind hier noch im schulmedizinischen Denken befangen, wie wir täglich feststellen müssen. Dadurch kann Entscheidendes übersehen werden.
Sie bekam jeweils ein Korn eines Mittels in D 200 am 11.4.1991, 21.6.1991, 17.3.1992, 27.7.1992 und 14.10.1992 und D 500 am 4.4.1993. Es half jedesmal, und nach der D 500 sagte die Tochter: „Das hat toll geholfen! Sie ist ganz glücklich!" Seitdem sind keine Hauterscheinungen mehr aufgetreten. Vielleicht hätte ich noch höhere Potenzen nicht so oft zu wiederholen brauchen.

Lösung Fall 332: Ich gehe gerne von dem aus, was geklagt wird. Gehen wir hier von den Hautsymptomen aus und nehmen die Gelenkbeschwerden dazu, dann haben wir
Karte
1256,1 Hautausschlag Pickel juckend II 186 (1306)
1257,2 Hautausschlag Roseolen II 188 (1308)
1520   Jucken beim Warmwerden im Bett II 149/50, 196 (1325)
1264   Hautausschlag mit Schwellung II 189 (1309)
x 933 Gelenke Schmerz Bewegung (von mir aus AML ergänzt, ohne die Ergänzung hätte ich noch mehr Symptome gebraucht).

Einziges Mittel ist **Sarsaparilla.**

Wir finden es auch in
1303 Haut untätig II 168, 169 (1331) und
3238 Winter schl. I 529 (1415).

Auch Sarsaparilla ist ein Antipsoricum. Es wirkt auf den Allgemeinzustand. Dennoch wurden hier überwiegend Lokalsymptome − wenn man die Hautsymptome als solche bezeichnen darf − herangezogen.
V. Keller schreibt in der KH 2/93 S. 49: „In zunehmendem Maße werden heutzutage Lokalsymptome ... wichtig."
Wir haben gelernt, um das passende Mittel zu finden, brauchen wir, besonders in chronischen Fällen, die Gesamtheit der Symptome. Was ist das? Müssen wir *alles* zusammenkratzen, was wir gehört und gesehen haben? Oder sollten wir uns nicht lieber auf das Wesentliche eines Falles beschränken? Wie sehr eine falsch verstandene „Gesamtheit der Symptome" irreführen kann, zeigt

Fall 333: Am 21.5.1992 klagte eine 40jährige Frau über stark juckende Hautveränderungen an Armen, Brust und Rücken. Es bildeten sich Pickel, Quaddeln und manchmal auch Blasen. Am meisten betroffen waren beide Kleinfingerballen mit Schwellung, starker Rötung und Brennschmerz. Kalte Umschläge wurden als angenehm empfunden, auch kalt duschen, aber auch heiße Teilbäder. In den Augen spürte sie Jucken und Brennen.

Gelenkter Bericht: Durch Berührung mit Gartenpflanzen, aber auch durch Reibung der Kleidung wurde die Haut feuerrot und juckte. Das Jucken bewirkte Herzklopfen mit Angstgefühl, danach kam es zum Schweißausbruch. Die Erscheinungen begannen erstmalig vor ca. 5 Jahren ohne bekannte Ursache. Sonst ist zur Vorgeschichte bemerkenswert: wiederholte eitrige Prozesse und Abszesse (Kieferhöhlen, Ohren, Haut, Scheide).

Die Periode kommt spät, ist stark und unterbrochen. Sie hat oft Ausfluß. Allgemeine Unruhe. Zu große Kälte aber auch Wärme werden allgemein schlecht vertragen.

Befund: Gerötete Haut mit den angegebenen Veränderungen. Am meisten betroffen sind die Handinnenflächen, und hier wieder besonders die Kleinfingerballen. Die Fingerspitzen sind kalt, die Haut angedeutet feucht, auch die Füße, der Puls ist etwas beschleunigt.

Behandlung und Verlauf: Wegen der urtikariellen Symptomatik bekam sie am 21.5.1992 Urtica urens.

Am 12.8.1992 wegen nervöser Reizbarkeit („Psychische Symptome sind wichtig!") − Nux vomica.

15.9.1992 in Anbetracht der Menstruationsstörungen Pulsatilla.

17.11.1992 wegen Juckreiz in Verbindung mit nervöser Erregbarkeit Staphisagria.

12.2.1993 wegen Unruhe, Haut- und Herzsymptomen Rhus toxicodendron. Alles in Hochpotenzen, meistens als C 200. Keines der Mittel überzeugte. Es kam jeweils nur zu vorübergehenden geringen Besserungen der Hauterscheinungen.

Warum hat das alles nicht den entscheidenden Durchbruch gebracht? Umwelteinflüsse? Chemische Noxen? Ernährungsfehler? Dentale Störfaktoren?

Nein. Am 2.4.1993 bekam sie das passende Mittel, D 200 ein Glob., bei Bedarf zu wiederholen.

24. 5. 1993: es war zu einer kurzen Erstverschlimmerung gekommen, seitdem „viel besser!" Das Jucken beruhigte sich. Auch allgemein fühlte sie sich besser und war ruhiger.
4. 10. 1993: es ist gut. Das Reservekorn brauchte sie nicht zu nehmen.
12. 10. 1993: alles ist gut.

Lösung Fall 333: Was fällt hier auf? Die starke Rötung der Handinnenflächen. Im *Kent* (EK S. 1206 rechts) finde ich unter „Röte" nur ein einziges Mittel: Acidum fluoricum. Leider nur im 1. Grad. Das wäre also ein „Schlüsselsymptom". Darauf kann man sich aber nicht verlassen, die Rubrik könnte ja auch unvollständig sein. Es gilt nur, wenn es durch andere wesentliche Symptome bestätigt wird. Wenn wir hier Allgemeinsymptome mit örtlichen vergleichen, fällt ein Widerspruch auf: Kalt und Warm werden nicht vertragen, örtlich aber als angenehm empfunden. Hiervon müssen wir ausgehen. Wir haben also Karte

2989	Temperaturextreme schl. I 505 (1356) − und örtlich	
246	Baden (warm) bessert I 492 (1341, 1342) aber auch	
x 1528	Kälte bessert (von mir ergänzt). Dazu allgemein	
1302,1	Eiterungsneigung ("Haut ungesund") II 168/69 (1331) und örtlich	
1162	Handteller brennt II 453, 623 (987, 1082).	

Es stimmt, einziges Mittel ist tatsächlich **Acidum fluoricum.**

Dazu passen auch die Menstruationsstörungen (die ebenfalls behoben wurden), der Ausfluß (Handbuch von *Heinigke*), die Unruhe.
Beurteilung: Dieser Fall zeigt, daß wir über einer Gesamtheit von Symptomen den § 153 Organon nicht vergessen dürfen, wobei allgemeine *und* örtliche Symptome, wenn sie stark ausgeprägt sind, in Betracht gezogen werden müssen.

Fall 334: Auch hier ein Hautleiden mit Rötung. Aber es brauchte ein anderes Mittel.
Frau *R. F.* ist jetzt 77 Jahre alt. Sie spricht viel, schnell, laut, ist freundlich, lebhaft, interessiert, schnelle Auffassung. (Nein, nicht Coffea und nicht Lachesis). Sie bestätigt, daß sie viel Kaffee trinkt.

Spontanbericht: Sie habe eine Mycosis fungoides. Der Hautarzt habe das festgestellt. Das Leiden bestand seit 13 Jahren nach einer Verbrennung mit heißem Dampf. Alle bisherigen Behandlungsversuche waren vergeblich. Sie kam am 16.8.1993.

Gelenkter Bericht und Befund: Die Hände sind feuerrot. Die Unterarme weisen erhabene rote Stellen auf. Auch der Hals ist rot. Besonders nach Sonneneinstrahlung wird alles rotfleckig. Bei Regen ist es gut. In Wärme juckt es sehr. So fürchtet sie, in das überheizte Zimmer ihrer immer frierenden Schwester zu kommen. Kaltes Wasser ist ihr angenehm.

Behandlung und Verlauf: Sie bekam einige Körnchen eines Mittels in LM XVIII, versuchsweise zugleich mit D 200 desselben Mittels (also eine Art Homakkord). D 200 wenn nötig zu wiederholen.

27.8.1993: Die Rötung ist zurückgegangen. Auch im allgemeinen fühlt sie sich jetzt sehr wohl.

10.9.1993: D 200 wird wiederholt, nachdem die Hände wieder rot geworden waren.

21.10.1993: Wohlbefinden. Es juckt noch im warmen Zimmer.

24.12.1993: alles ist gut. Es hat bis heute angehalten. Das Temperament ist noch dasselbe.

Lösung Fall 334: Zu auffallenden Allgemeinsymptomen nehmen wir ausgeprägte örtliche mit ihren Modalitäten.
Karte
2907 Spricht viel I 56 (41)
2903 Spricht hastig I 97 (66)
1292 Haut rotfleckig II 153/4 (1232/3)
1264 Hautausschlag mit Schwellung II 189 (1309)
2890 Sonne schl. I 523 (1407).

Nur 5 Karten waren nötig. Einziges Mittel ist **Belladonna.**

Beurteilung: Bei einer chronischen Krankheit Bell.? Jawohl, nach *Pierre Schmidt* ist es auch ein Antipsoricum. Fassen wir als auslösenden Faktor die Verbrennung mit heißem Dampf ins Auge, dann können wir davon ausgehen, daß nach einer Verbrennung 1. Grades die Haut damals dort gerötet war. Von dort breitete die Rötung sich aus auf dispositioneller Grundlage. Mit Vergnügen hat sich dann die „Mycosis" angesiedelt.

Fall 335: Eine jetzt 53jährige Frau litt seit 10 Jahren unter einer chronischen spastischen Bronchitis.

Klagen: Sie muß ständig husten, besonders wenn die Füße kalt werden. Der Husten ist sehr anstrengend, alles ist rauh und wund, danach ist sie sehr schwach. Sie muß sich immer warm anziehen, auch einen Schal um den Hals legen. Tief atmen schmerzt im Rücken und in den Schultern.

Gelenkter Bericht: Damals hatte sie lange in einem kalten Obstgeschäft gestanden und erkältete sich, mußte husten, der Husten wurde „übergangen". Auch schwitzte sie damals stark, obwohl sie fror. Morgens ist es am schlimmsten: Schweiß, ein Schleimkloß im Hals, sie muß räuspern, es kommt zäher gelber Auswurf, manchmal auch grünliche Klümpchen. Sie schwitzt schon bei geringen Anstrengungen. Nachts wird sie wach infolge von Luftmangel. Bei naßkaltem Wetter ist alles schlimmer.

Befund: Verfrorener schlechter Allgemeinzustand. Auskultatorisch auf der ganzen Lunge Rasseln und Pfeifen. Muskulärer Druckschmerz in den reflektorischen Zonen.

Behandlung: Kali.-bi., Kali.-c., Caps., Ruta, Nat.-s., Am.-m. und Sil. brachten jeweils nur vorübergehende Besserungen.

Am 14.6.1993 bekam sie ein anderes Mittel, in LM XVIII, am nächsten Tag nochmal 3mal täglich 3 Glob., ab da jeden Morgen 3 Glob. nüchtern 14 Tage lang, dann Pause. Ansteigende Armbäder, alle 2 Tage.

3.11.1993 ein Anruf (aus einem anderen Grund): seitdem ist es gut.

Lösung Fall 335: Die charakteristischen Symptome waren:
Karte
1466 Husten quälend III 395/6 (790/91, 803, 814)
1431 Husten heiser III 389 (792)
2007 Luftwege roh und wund durch Husten II 285, 287 (860, 873)
228,1 Auswurf gelb morgens III 409 (818)
2662,1 Schwäche nach Husten III 384 (789)
2456 Rückenschmerz beim Atmen II 318 (895) und
2725 Schweiß morgens II 65 (1285).

Einziges Mittel ist **Stannum.**

Die Schwäche ist besonders charakteristisch. Auch die anderen Symptome passen:
Allgemeinsymptome:
Kälte schl. (Karte 1527)
3220 Regen bzw. naßkalt schl.
2693 Schweiß bei geringer Anstrengung
244 Entblößen schl.
3173 Mangel an Lebenswärme.

Lokalsymptome:
242 Auswurf zäh
230 Auswurf grünlich
2383 Rachenschleim zäh
2386 räuspern morgens
145 Atmung pfeifend.

Alles **Stannum**.

Die Internisten unter Ihnen werden am besten bestätigen können, wie stark die Herzkrankheiten zugenommen haben. Warum? Das Herz ist unser Rhythmus- und Zeitorgan. Beides wurde uns vor Urzeiten von der Natur gegeben. Und heute? Wir machen die Nacht zum Tag, und natürliche Rhythmen wurden durch Motorenlärm ersetzt. Daran ist unser Herz nicht mehr ausreichend angepaßt. Es beschwert sich. Zeit ist Geld? Nein, Zeit ist Gesundheit! Aber wer richtet sich noch nach seinem inneren Empfinden? Die Seele kommt zu kurz. Die Familien sind auseinandergerissen. Falsche Gedanken und Spannungen stören den Rhythmus der Atmung und des Herzens. Hinzu kommen falsche Ernährung und Mangel an Bewegung. Ein Wunder, daß es nicht noch viel mehr Herzkrankheiten gibt.

Fall 336: Eine 70jährige Frau, die vordem wegen Ohnmachtsanfällen erfolgreich mit Causticum D 200 und D 1000 (Lochkarten 110, 1922, 616, 916, 415 und 2801) behandelt worden war, klagte am 12.2.1994 über Herzbeschwerden: das Herz setzte aus oder klopfte bis zum Hals, Kopfschmerzen vom Nacken aus, dabei wurde ihr schlecht; nach dem Essen kam ein „Schwall" herauf zum Mund.

Sie bekam ein Korn C 200, bei Bedarf zu wiederholen.
Am 25. 2. 1994 rief sie an: „Das Herzstolpern ist total weg! Was bin ich froh!"

Lösung Fall 336: Die Lochkarten
2362 Puls intermittierend I 433 (1377/78)
x 1335 Herzklopfen zum Hals
x 1606 Kollaps und
2155 Nackenschmerz aufwärts II 330 (909)

ergeben als einziges Mittel **Veratrum viride.**

Verat.-v. ist normalerweise ein Mittel gegen fieberhafte Infekte. Wie aber die Lochkartei zeigt, kann es auch einmal anders indiziert sein.

Fall 337: *Spontanbericht:* Eine 76jährige Frau klagte am 16. 11. 1993 über Atemnot beim Bergaufwärtsgehen.
Gelenkter Bericht: Die Atemnot ist mit Herzklopfen verbunden. Sie hat dann das Bedürfnis, tief einzuatmen, was ihr Erleichterung gibt.
Befunde: Puls 85/min, ein andermal 56. Blutdruck RR = 170/85.
Diagnose: Herzinsuffizienz.
Behandlung und Verlauf: Sie bekommt D 4, 3mal vor den Mahlzeiten 5 Tropfen zu nehmen.
11. 1. 1994: „Seit ich die Tropfen nehme, fühle ich mich wunderbar." Keine Atemnot mehr, Puls und Blutdruck haben sich normalisiert.

Lösung Fall 337: Die Lochkarten
x 140,1 Atemnot beim Treppensteigen
x 126 Atemnot mit Herzklopfen
x 142 Atmen tief Verlangen
x 141 Atmen tief bessert
x 412,2 Blutdruck hoch
x 2365,1 Puls schnell
x 2363 Puls langsam
x 2371 Puls unregelmäßig

ergeben nur **Adonis vernalis.**

Beurteilung: Es muß nicht immer Digitalis sein. Adonis kumuliert nicht. Es muß auch nicht ein Kombinationspräparat sein, wenn die Symptomatik genau stimmt. Außerdem werden durch die Potenzierung (D 4) Nebenwirkungen vermieden. Das Mittel steht nicht im *Kent.* Alle Symptome wurden daher mit x bezeichnet. Lesen Sie bei *Mezger, Boericke* und *Heinigke* nach.

Fall 338: Eine 77jährige Frau klagte über Miktionsbeschwerden.
Spontanbericht: Das Harnlassen sei erschwert und es komme jedesmal nur wenig Urin.
Gelenkter Bericht: Sie muß warten, bis es kommt, dann ist der Harnstrahl schwach und dünn, manchmal hört es auch auf und kommt dann wieder. Die Blase — sie zeigt auf die Schambeingegend — schmerze nachts, so auch beim Stuhlpressen und Abgang von Winden. Außerdem auch wenn dem Bedürfnis zu Urinieren nicht gleich stattgegeben wird.
Sonst ist noch zu erfahren, daß sie vor ca. 20 Jahren Nierensteine hatte. Der Blinddarm wurde entfernt. Das rechte Auge schmerzt manchmal. Der Augenarzt konnte nichts finden.
Befunde: Druckschmerz in der Blasengegend. Urin unauffällig. Keine Zystitis. Blinddarmnarbe. Es besteht ein leichter Ascites. Die Bauchhaut weist Striae auf.
Diagnose: Spastische Dysurie.
Behandlung und Verlauf: Sie bekommt ein Korn D 200, nötigenfalls aber auch morgens 5 Tropfen desselben Mittels in D 12 zu nehmen. Das war am 11.1.1994.
Am 11.2.1994 sagt sie: „Die Blase ist wunderbar." Keine Miktionsbeschwerden mehr.

Lösung Fall 338: Es ergibt sich aus
   1213 Harnlassen, muß warten drauf III 677 (664)
   1235 Harnstrahl schwach III 672 (660)
   1233 Harnstrahl dünn III 670 (658)
x 1211 Harnlassen unterbrochen und
    403 Blase schmerzt wenn Harn zurückhält III 701 (654)

Prunus und Pulsatilla. Nehmen wir dazu „Blase schmerzt nachts" (EK S. 654 links) und „Hypogastrium schmerzt nachts" (EK S. 571 links oben), dann bleibt nur **Prunus.**

Beurteilung: Hier stand die Organbehandlung im Vordergrund, so daß das Konstitutionsmittel Pulsatilla, für das auch keine Leitsymptome sprachen, nicht in Frage kam. Merkwürdig ist, daß das Augensymptom
193 Auge rechtes schmerzt III 35 (261)
ebenfalls Prunus hat, was für dort vermehrten Augendruck sprechen könnte, der aber nicht nachgewiesen war. Einen Zusammenhang mit der Blasensymptomatik kann ich auch nicht erkennen.

Fall 339: Der 43jährige *E. C.* muß schnell zum Klosett, sonst geht es in die Hose. Es kommt wie Wasser herausgeschossen, und das viermal am Tag und nachts zweimal. Es geht viel Luft mit ab und vorher schmerzt der Bauch. Es besteht übrigens ein Ascites.

Er bekommt C 30, bei Bedarf zu wiederholen. Das war am 4.1.1994. Schon nach einer Woche ist es besser und am 15.2. und 24.2. erfahre ich von seiner Frau, daß es seitdem gut ist.

Lösung Fall 339:
x 2951 Stuhldrang plötzlich
   560 Durchfall schießend III 652 (640)
x 2953 Stuhl geht ab
324,1 Bauchschmerz vor Stuhl III 548 (566)
x 3236 Winde während Stuhl und
346 Ascites III 538 (607).

Das ist **Apocynum.**

Es hat auch „Stuhl wäßrig" (EK S. 646) im 3. Grad (x wurde von mir ergänzt).

Fall 340: *Spontanbericht:* G. L., 67 Jahre alt, klagte über wiederholte sehr heftige Kopfschmerzen immer bei „Föhn".

Gelenkter Bericht: Auch jetzt wieder hatte er 5 Tage lang sehr heftige Schmerzen, sie zogen vom rechten Backenknochen zum Nacken hin. Währenddem sah er auf dem linken Auge nichts, danach war ihm übel. Kalte Luft wurde nicht vertragen. Außerdem litt er wiederholt mehrere Tage lang an heftigem Drehschwindel, so daß er nicht mehr gerade gehen konnte oder, im Auto sitzend, rechts heranfahren und anhalten mußte. Nach Möglichkeit mußte er sich hinlegen und war zu nichts mehr fähig. Auf der linken Seite konnte er aber nicht liegen, weil sich dann Herzbeklemmungen einstellten. Begleiterscheinung war ein lästiges Ohrgeräusch. Nachts mußte er die Bettdecke über den Kopf ziehen.

Nach einem Sturz war wegen eines subduralen Hämatoms im November 1992 eine Schädeltrepanation vorgenommen worden. Es kam zu posttraumatischen epileptiformen Anfällen, die im Februar 1993 zum Schweigen gebracht werden konnten. L. ist außerdem Diabetiker.

Befund: In Scheitelhöhe seitlich ein hühnereigroßer Knochendefekt.

Diagnose: Posttraumatische menièreartige migränoide Kopfschmerzen.

Behandlung und Verlauf: Er bekam am 30.1.1994 ein Korn D 200.

6.2.1994 Anruf: „Tolle Wirkung!" Trotz Föhn kein Kopfweh mehr!

7.3.1994: die Wirkung hat angehalten. „Ich bin überrascht und begeistert! Sie haben ins Schwarze getroffen!"

Lösung Fall 340: Auffallend waren die vom rechten Backenknochen zum Nacken ziehenden Schmerzen. Im Erbe-*Kent* finde ich auf Seite 384 links in der Mitte: „Gesicht, Schmerz, erstreckt sich zum Nacken" mit nur 6 Mitteln. Nehme ich dazu die Lochkarten

1720 Kopfschmerz kalte Luft I 257 (143)
2872 sieht trüb während Kopfschmerz III 74 (294)
2775 Schwindel drehend I 158, 161 (103, 104) und
2814 Schwindel mit Übelkeit I 170 (110).

dann bleibt nur **Belladonna** als einziges Mittel. Dazu paßt **1765** Kopfschmerz rechts, im 3. Grad. Auch die „Kopfverletzung" enthält Bell., sogar die „Herzbeklemmung". Belladonna hat wahrscheinlich die Durchblutung wieder normalisiert. Sollte die Wirkung nicht anhalten, muß die Gabe natürlich wiederholt werden.

Sehr oft hören wir heute Klagen über Atemnot. Wenn organische Ursachen (Stenosen, Paresen, Spasmen, Ödeme, maligne Prozesse, Infekte, Intoxikation, Emphysem, Erschöpfungszustände, cardiale Insuffizienz, Zwerchfellhochstand) ausgeschlossen werden können oder zweitrangig sind, denken wir vorerst an die heute so häufigen Allergien. Aber was nützen umfangreiche Testreihen, solange wir die Umwelt nicht ändern können. Nicht zu vergessen auch psychische Belastungen oder

Fehlhaltungen. Die Atemluft verbindet uns ja unmittelbar mit der Umwelt. So können Atembeschwerden ein Zeichen eines gestörten Verhältnisses zur Umwelt sein. Jemand wagt nicht genügend einzuatmen aus Angst, zuviel zu beanspruchen. Oder die Ausatmung ist gehemmt, Ärger wird nicht herausgelassen. Oder der Lebensrhythmus ist gestört infolge falscher Gedanken. Alles das muß mit berücksichtigt werden. Aber auch die Allergien sind trotz unveränderter Umwelt heilbar.

Fall 341: Am 28.12.1992 wurde ein 5jähriges Mädchen von den Eltern gebracht wegen Asthma. Auch der Vater soll an Asthma leiden. Das Kind hat einen trockenen Husten, als wäre ein Fremdkörper oder ein Haar im Hals. Nachts wird es davon wach und schreit. Die Atmung ist pfeifend, rasselnd, beschleunigt. Auch der Puls ist dann beschleunigt. Es ist schlimmer, wenn das Kind läuft und spielt, bei kaltem trockenem Wetter und durch kalte Getränke. Es sitzt dann und beugt sich vor.

Der Zustand besteht, seit sie wegen einer Erkältung Penicillin bekommen hatte mit dadurch verursachtem Brechdurchfall und Krankenhausaufenthalt. Cortison linderte die asthmatischen Zustände jeweils nur vorübergehend. Ursächlich wurde besonders der Hund beschuldigt. Seine Anwesenheit bewirkte Schwellungen um die Augen und Atemnot mit Rötung des Gesichts. Das Kind schnappte nach Luft. Es ist sensibel, mager, unruhig und läßt sich nicht gerne anfassen. Hände und Füße sind schweißfeucht. Ein organischer Befund war sonst ausgeschlossen worden. Die Eltern berichteten noch, daß sie zwischenzeitlich mit dem Kind in der Bretagne am Meer waren. Dort war es gut.

Nach der Regel, möglichst viel Sand zu schaufeln, um die Goldkörner zu finden, zog ich die Lochkarten 1080, 1082, 115, 145, 1466,1; 2365,1; 122, 3221, 3223, 1156, 1163,2; 889, 54, 1033, 998, 144, 112,2; 1427 = 18 Karten. Wo sind nun die Goldkörner, was herrscht vor, was fällt auf? Am Meer war es gut! Da sind mir 5 Mittel bekannt: Brom, Carcinosin, Mag.-m., Med., Nat.-m. Nehmen wir nun die Modalitäten:
Karte
112,2 Asthma Einatmen schwer III 337 (775)
115 Asthma nachts III 331/332 (766) und
3221 Wetter, kalt trocken schl. I 505 (1356),

dann ist **Brom** das einzige Mittel. Damit stimmen überein die Symptome 1080, 145, 1466,1; 2365,1; 122, 1156, 889 und 1427. Die Symptome 1033 „Gesicht Schwellung um die Augen", 998 „Gesicht rot bei Husten", 54 „ungern angefaßt" und 1082 „Hals innen Haargefühl" können wir vernachlässigen.

Sie bekam also Brom C 30, am 3.2.1993 Brom D 200, am 13.5.1993 wieder C 30, am 27.8.1993 nochmals D 200. Nach dem letzteren kam nochmals ein schwerer Anfall. Seitdem ist es gut.

Fall 342: Eine 38jährige Frau kam am 28.5.1993 wegen Heuschnupfen. Sie hat einen großen Garten und muß immer etwas tun. So hat sie den Vorteil, ungespritztes Obst und Gemüse zu essen. Das macht ihr aber trotzdem Beschwerden. Besonders Erdbeeren. Es brennt im Mund bis zu den Ohren und im Magen, besonders wenn sie etwas Rohes ißt. Wegen des Magens hat sie schon eine „Odyssee" hinter sich. Der Heuschnupfen „schießt heraus", sie muß dann viel Niesen und die Mundschleimhaut schwillt an und juckt bis in den Hals. Die Zunge ist zeitweise gefühllos, kribbelt und fühlt sich an wie verbrannt. Sie ist innerlich sehr unruhig, selten erkältet und hat es gerne kühl. Sie ist auch empfindlich gegen Geräusche. Die Regel dauert 7 Tage und schmerzt anfangs. In der Nase juckt und kribbelt es.

Lösung Fall 342: Der Sand: Karten 1361, 2600, 2233, 2757, 899, 1083, 1363, 2362, 3076, 947, 383, 3304, 3333,1; 2408, 2414, 1528, 3328, 2191, 2193.
Die Goldkörner:
Karte
2600 Schnupfen anfallsweise III 181 (355)
2193 Nase innen kribbelt III 143 (341) und
3076 Unruhe innere I 84 (58)

sind typisch für **Agaricus** als einziges Mittel. Dazu passen die Symptome 2233, 3304, 1083, 2191, 383, 1528, 2362. Die Besonderheiten der Menses haben damit nichts zu tun. Auch die Karte „Heuschnupfen" paßt nicht, das ist nur eine Krankheitsdiagnose.

Sie bekam gleich ein Korn Agaricus D 200. Schon nach 3 Wochen rief sie an, sie könne wieder Erdbeeren essen, das sei „toll".

26.7.1993 — sie kann wieder alles essen, ist begeistert. Auch kein „Heuschnupfen" mehr — weil die Gräserblüte vorbei ist? Aber auch dieses Jahr habe ich nichts mehr von Heuschnupfen gehört.

Fall 343: Die 43jährige *H. H.* kam am 19.2.1994 wegen Hautausschlag und Migräne. Schon seit vielen Jahren hat sie überall verstreute stark juckende Pickel. Sie kratzt sich blutig. Auf Rohkost war es vor 4 Jahren vorübergehend besser. Es juckt besonders abends. Sie schwitzt nur selten.

Außerdem klagte sie über Migräne, mal rechts, mal links. Es beginnt mit Flimmern vor den Augen, dabei sieht sie feurige Kreise; wenn die Kopfschmerzen beginnen, ist das weg. Die Zunge ist dabei gefühllos. Vor der sehr unregelmäßigen und starken Regel ist der Kopfschmerz schlimmer. Außerdem auch vor Kälteeinbruch, dabei fühlt sie sich benommen. Kälte wird überhaupt nicht vertragen.

Auf genaueres Befragen klagte sie noch über dünnen stinkenden Ausfluß aus einem Ohr.

Lösung Fall 343: Eine Menge Symptome. Vorherrschend ist die Kälteempfindlichkeit. Eigenartig, daß die Kopfschmerzen sich vor „Kälteeinbruch" verschlimmern. Auffallend die begleitenden Sehstörungen mit ihren Modalitäten und der Ohrausfluß. Wir haben also
1527 Kälte schl. I 503 (1355)
3224 Wetterwechsel schl. I 528/529 (1414)
2871 sieht trüb vor Kopfschmerz III 74 (294)
2861 sieht Kreise III 69 (289)
2849 sieht feurig III 66 (287) und
2282 Ohrausfluß stinkend.

Einziges Mittel ist **Psorinum.**

Dazu passen die Symptome 1256,1 „Pickel juckend", 1303 „Haut untätig", 1514 „Jucken, kratzt blutig" und 2281 der dünne Ausfluß aus dem Ohr. Nicht unter Psorin finden wir einige Kopfschmerzmodalitäten und die Regelstörungen. Aber die obengenannten Symptome sprechen vorrangig für Psorin. Sie bekam zunächst eine D 200, nach einer Woche D 500, nach 4 Wochen D 1000.

18.4.1994: Die Haut ist gut, auch das Ohr, und keine Kopfschmerzen mehr. Wenn nötig, muß Psorin wiederholt werden.

Fall 344: Eine 38jährige Frau klagte am 10.2.1993 über hartnäckige Akne im Gesicht, am Hals, auf dem Rücken und an den Armen. Die Pickel sind eitrig, schmerzhaft, rot und jucken. Abends ist es schlimmer. Manchmal bilden sich auch Bläschen. Oder es blutet, wenn sich Krusten ablösen. Sie ist ganz deprimiert wegen ihrer Haut. Abends ist sie sehr müde. Viel Schlafbedürfnis. Im Bett friert sie. Nachts erwacht sie schweißgebadet. Nach dem Essen schwillt der Magen an. Im Kopf Leeregefühl während der zu frühen und 14 Tage dauernden Regel. Wegen der abendlichen Verschlimmerung und der Regelstörungen bekam sie Carbo vegetabilis und am 15.3.1993 wegen der Depression und Ermüdung Ac.-phos. Beide wirkten nicht überzeugend, weil ich die Gesamtheit der Symptome nicht beachtet hatte.

Dann kam eine lange Pause. Sie war auf Bali und sonstwo. Am 7.1.1994 stellte sie sich wieder vor. Die Akne hat ihr die Treue gehalten. Ich überprüfe alles nochmals genau. Eine chronische Hautkrankheit können wir nicht rein äußerlich oder symptomatisch erfolgreich behandeln. Wir müssen sehen, was dahinter steckt, auf welcher Grundlage die Krankheit entstanden ist. Sehr wichtig ist die Ernährung. Wurst und alles, was vom Schwein ist, muß gemieden werden. Schaufenster der der Ernährung dienenden Organe ist die Zunge. Ich schaue mir also die Zunge an. Sie ist grauweiß belegt und hat scharf abgegrenzte rote Ränder. Das ist typisch für ein früheres Gallenleiden. Auf meine Frage bestätigt sie das. Die Zunge zeigt außerdem Zahnabdrücke. Die Skleren sind subikterisch verfärbt. Die Fingernägel sind zyanotisch und die Fingerspitzen eiskalt.

Lösung Fall 344:
Karte
3320 Zungenränder rot III 252 (436)
3334 Zunge Zahnabdrücke III 254 (408) und
764 Fingerspitzen kalt (oft Zeichen einer Darmstörung) II 471 (1003).

3mal Chelidonium im 3. Grad! Dazu die subikterischen Skleren: 180 Augen gelb III 15 (250).

Einziges Mittel ist **Chelidonium.**

Stimmt das? Jawohl, fast alle übrigen Symptome passen dazu, auch die Akne (Karten 47 und 971,4 Akne, sowie 1250,1; 1258, 746, 2065, die abendliche allgemeine Verschlimmerung, die Regelstörungen 2403, 2408, und 2740 der nächtliche Schweiß und 795 das Kältegefühl).
Sie bekam nun am 7.1.1994 ein Korn Chelidonium D 200 als einmalige Gabe und die Anweisung, den Fettkonsum einzuschränken. Das Mittel mußte nur am 24.4. wiederholt werden.
29.4.1994: „Das hat unheimlich geholfen!" Alle Beschwerden sind verschwunden, auch die Akne. Wenn sie wieder erscheint, muß die Gabe, vielleicht höher, wiederholt werden.
Chelidonium ist kein „Antipsoricum". Warum auch?
Der Fall zeigt wieder, wie sehr auch „Zeichen" beachtet werden sollen.

Fall 345: *G. M.*, 60 Jahre alt, suchte mich am 22.3.1994 wegen Beschwerden in den Händen auf. Er ist sehr groß und übergewichtig, fast weißhaarig, mit tiefer Stimme und Venenzeichnung im dunkelroten Gesicht. Raucht seit Jahren viel. Beim Bücken rötet sich das Gesicht mehr, Handteller und Fußsohlen jucken seit Jahren sehr, besonders an den Rändern, sind stark gerötet und brennen, am schlimmsten ist es abends. Die Fingerspitzen werden empfunden, als ob dort die Haut zu dünn sei. Zeitweise spürt er Brennen am ganzen Körper. Bei Regenwetter fühlt er sich wohler.
Seit 30 Jahren hatte er wiederholt Nierenkoliken. Es wurden Oxalat- und Phosphatsteine festgestellt. Seit 6 Jahren spürt er oft Schmerzen in der linken Weiche zur Blase hin ausstrahlend. Im Liegen kann er mehr Urin lassen. Die Augen sind morgens verklebt.
Er bekam C 30, nach einer Woche zu wiederholen.
31.3.1994: alles war gut, auch das allgemeine Brennen. Jetzt kam es wieder. C 200.
3.6.1994: nochmals C 30, 5.7. wieder C 200. Dann wurde es besser.

Lösung Fall 345: Die zugrundeliegende Stoffwechsellage und die Witterungsabhängigkeit des Allgemeinbefindens:
x 2229 Nierengrieß
  x 301 Bauchschmerz links

3223 Wetter, trockenes, schl. I 528 (1411) (bei Regenwetter fühlt er sich wohler, das ist ungewöhnlich).

Dazu die Hautsymptome: das Jucken und Brennen und
1162 Handteller brennt II 453, 623 (987, 1082).

Einziges Mittel ist **Asarum.**

Dazu paßt auch die Rötung des Gesichts, der Haut, und die abendliche Verschlimmerung.
Wer denkt bei Haut schon an Asarum? Bei *Mezger* I S. 263 finden sich 8 Zeilen.

Fall 346: Eine 56jährige Frau klagte am 3.3.1994 über einen stark juckenden, stechenden roten schuppenden Hautausschlag am rechten Bein mit zeitweiligem Gefühl von Brennen, auch wenn sie nicht gekratzt hatte. Sonst: dicker gelber Schnupfen mit etwas Blut, dabei tränte das rechte Auge; die Nase war rechtsseitig verstopft, besonders nachts.
Sie bekam ein Körnchen C 30, bei Bedarf zu wiederholen.
30.3.1994: die Haut ist nur noch stellenweise verändert.
28.4.1994: die Haut ist gut. Die Nase noch nicht. Sie wurde dann gut auf Dioscorea D 200, alle 2 Stunden ein Korn (ausstrahlende krampfartige Schmerzen und Stechen im rechten Auge (*EK* S. 272 links)).

Lösung Fall 346:
die Haut:
1259   Hautausschlag schuppend II 182, 189 (1309)
1296,3 Haut Schmerz stechend II 151 (1330)

die Nase:
 2207 Nase rechts zu III 183 (359)
 2601 Schnupfen gelb III 168 (333)
x 3006 Tränen bei Schnupfen.

Einziges Mittel: **Teucrium.**

Dazu paßt:
x 1257,3 Hautausschlag rot
x 2220 Nase zu nachts.

Und: Hautausschlag brennend (*EK* S. 1313 rechts)
Jucken (*EK* 1323 links oben).

In der Arzneimittellehre von *Hering* II S. 154 links oben finden wir: „Empfindung wie von Flohstichen. Brennender juckender Ausschlag".
Die Nase, der manchmal gute Riecher, hatte hier die Richtung gewiesen.

Fall 347: „Ich habe eine Allergie", sagen die Leute. „Was ist das? Woran merken Sie das?" – muß ich dann jedesmal fragen. Die 80jährige *I. K.* litt an einer Polyarthritis seit ihrem 19. Lebensjahr. Die Schmerzen kommen anfallsweise, kurz danach juckt jedesmal die Nasenspitze unerträglich. Das ist merkwürdig. Auch sonst leidet sie unter Hautjucken, aber durch Kratzen verschlimmert es sich immer. Allgemein: sie ist mager, Wärme wird aber nicht vertragen, sie klagte über Schwäche und Schwindel und die Augen jucken („Allergie").

Sie bekam ein Mittel in C 200, das am 5.1.1994 und 19.5.1994 wiederholt wurde.

7.7.1994 Anruf: „Das hat wunderbar geholfen!" – Und die Gelenke? Wir müssen sehen.

Lösung Fall 347: Gehen wir von dem auffallenden und zugleich stark ausgeprägten Symptom aus – warum juckt ausgerechnet die Nase?
x 2590 Schmerz plötzlich
x 2213 Nasenspitze juckt
    1513 Jucken, Kratzen schl. II 148 (1324) – steht auch im *Mezger* Bd. II
x 3165 Wärme schl.

Das ist nur **Strontium carbonicum.**

Es hat nicht nur Schwäche, Schwindel und Magerkeit, sondern auch die Gelenksymptome:

x 926 Gelenke deformiert
931,1 Gelenke rheumatisch II 567 (1038)
2757 Schwellungen I 447/8 (1403)
393 Bewegung bessert I 494 (1343)
2103 morgens I 487 (1336) und
2913 Stehen schl. I 523 (1408).

Strontium ist im *Kent* wenig vertreten, die wahlanzeigenden Symptome wurden größtenteils von mir ergänzt, sonst hätte ich das Mittel nicht gefunden. Es wird zuwenig daran gedacht. Typisch ist ein zu heißer Kopf, der aber noch wärmebedürftig ist.

Fall 348: Frau *M. B.*, 37 Jahre alt, hatte eine unreine Haut mit allerhand Ausschlägen auf der Grundlage einer durch wiederholte Gaben von Antibiotika bewirkten Immunschwäche mit Infekten im Nasenrachenraum. Schon als Kind hatte sie eine Lungenentzündung und wegen häufiger Anginen wurde sie tonsillektomiert. So kam es zu Unterdruck mit Schwindel beim Aufrichten.

Sie kam am 22. 3. 1994 wegen der Haut: Pickel im Gesicht, zeitweise schmerzhaft, oft auch angeschwollen, und wäßrige Bläschen. Inzwischen waren auch die Schultern ergriffen. Wenn die Haut schlechter war, erfaßte sie eine allgemeine innere Unruhe.

Nach sonstigen Beschwerden befragt, gab sie an, wiederholt Erkältungen, seit Jahren Kieferhöhlenentzündungen − und daraufhin auf Befragen: ja, Schnupfen wurde mit „Nasentropfen" unterdrückt − im Rachen „läuft es hinten runter". Auffallend ist die stark schaumig belegte Zunge. Die Nackenmuskulatur ist − wie könnte es anders sein − schmerzhaft verspannt; hier ist die reflektorische Zone zum Nasenrachenraum. Zu erwähnen ist noch Abneigung gegen Fett.

Auf ein Korn D 200 kam eine Reaktion: 2 Tage lang Schwindel und Benommenheit mit verstärkter Nackenspannung und vermehrtem Schleim im Rachen.

Am 6. 4. 1994 wurde D 200 wiederholt.

24. 5. 1994 Besserung der Hautsymptome.

27. 5. 1994: die Haut ist gut. „Das ist toll!"

Lösung Fall 348: Zur Mittelfindung war von der Grundlage auszugehen:
2382 Rachenschleim III 168, 174 (333, 341)
2895 Speichel schaumig III 205 (429).

Dazu die Hautsymptome:
1258 Hautausschlag schmerzhaft II 196 (1309)
1247 Hautausschlag Bläschen wäßrig II 176 (1300)
1264 Hautausschlag mit Schwellung II 189 (1309).

Dazu die bei Verschlimmerung der Haut auftretende merkwürdige innere Unruhe:
x 1376 Unruhe innere, (von mir ergänzt).

Das ist **Natrium carbonicum.**

Dazu paßt auch die Abneigung gegen Fett, die Nackenspannung und die zeitweise Benommenheit.

Fall 349: Auch Frau *C. S.* kam am 6.5.1994 wegen der Haut. Sie ist 23 Jahre alt. Hände, Arme, Hals, Kniekehle, Po, Ohr — alles voll! Die Haut ist ekzematös, rissig, rot, voller Punkte und Bläschen, ist stellenweise blutig gekratzt und dort dann eitrig. Auch die Fußsohlen sind befallen. Es juckt zeitweise unerträglich, besonders wenn sie nervös ist. Es fällt mir auf, daß sie dauernd lachen muß — Vorrecht der Jugend oder Konstitution? Strabismus divergens links. Die Haut machte schon in der Kindheit Kummer. Froschfinger und -füße.

Lösung Fall 349: Lange und späte Regel sowie Exostosen verführten mich zu Ac.-f. (D 200), das wirkte aber nicht. Auf ein weiteres Mittel in D 200 am 7.6. wurde die Haut in kurzer Zeit wesentlich besser.

Das Symptom „Jucken wenn nervös" finde ich nirgends, wohl aber „Jucken durch geistige Anstrengung" (die vielleicht nervös gemacht hat) *EK* S. 1324 links oben mit **Agaricus** als einzigem Mittel. Auch die Lochkarten

  689   Euphorie I 37, 38, 60 (25, 26, 27, 44)
2715   Schweiß kalt (Froschfinger und -füße) II 57, 58 (1289, 1291)
1257,3 Hautausschlag rot II 178, 182, 188 (1308)
1243   Hautausschlag Bläschen II 174 (1298)
1514   Jucken, kratzt blutig II 148, 176 (1324)
1326   Herzklopfen abends II 221 (835/6) und
2287   Ohrgeräusche links (ebenfalls geklagt) III 119 (300)

ergeben es eindeutig. Ein Schlüsselsymptom muß immer bestätigt sein. Der Strabismus war seit Geburt und nicht zu beeinflussen.

Immer wieder kommen Leute und klagen über verstopfte Nase. Der HNO-Arzt gibt Spray, Nasentropfen oder Antibiotika oder operiert die Nasenscheidewand. Gesund werden die Leute dabei nicht. Im Gegenteil, der Schnupfen wird unterdrückt und verwandelt sich in chronische Nebenhöhleninfekte. Wir müssen doch den Ursachen nachgehen. Zwar hat *Hahnemann* gesagt, über die Krankheit wissen wir nichts, wir nehmen nur die Symptome wahr. Das ist mißverstanden worden, als ob wir nur Symptome behandeln sollten. Wir müssen uns doch fragen: Was bedeuten die Symptome? Woher kommen sie? Was haben sie uns zu sagen? Was ist da los? So auch bei der Nase. Sie steht nicht allein da. Sie hat Beziehungen zu den Füßen, zum Magen-Darm-Trakt, zum Genitale, zur Psyche, zum Kreislauf. Man ist „verschnupft", hat „die Nase voll", der Geist ist „benebelt", man hat keinen „guten Riecher", die Luft ist nicht frei, das Denken ebenfalls nicht. Des weiteren können Ernährungsstörungen zu verstopfter Nase führen, auch in Verbindung mit psychischer Beeinträchtigung („voller Bauch studiert nicht gern"). Dazu kommen venöse Stauungen, Hämorrhoiden, Varizen, Anschwellung des intranasalen Venenplexus. Die Füße sind meist feucht bei chronischem Schnupfen, umgekehrt bewirken nasse Füße Schnupfen. Außerdem steht die Nase bekanntermaßen reflektorisch in Verbindung zum Genitale. Wir müssen uns also fragen:

Was machen die Füße? feucht? kalt? bei heißem Kopf?
Wie steht es mit der Ernährung?
Was macht der Kreislauf?
Wie sieht es im Genitalbereich aus?
Wie ist die psychische Verfassung? Ärger? Depression?

Fall 350: Eine 33jährige Frau kam am 1.8.1994 und klagte über ständig verstopfte Nase, besonders nachts im Liegen, infolge dauernder wiederholter Erkältungen. Um schlafen zu können, muß sie immer „Nasentropfen" nehmen. Der Zustand besteht nun schon seit 20 Jahren!

Die Füße sind feucht, die Zehen kalt. Sie neigt zu Durchfall, am meisten nach Milch und Milchprodukten, auch nach sauren Speisen, die sie aber gerne mag. Die Zunge ist empfindlich. Im Mund bestehen Aphthen. Häufigen Durchfall hatte sie in der Schwangerschaft.

Die Hämoglobinwerte sind zu niedrig.

Die Regel ist zu stark, dauert meist 6 Tage, kommt alle 30 Tage, mit Klumpen, hinterher oft „Schmierbluten", sie hat auch Zwischenblutungen, bräunlichen Ausfluß; in der Scheide „kribbelt" es.

Vor der Regel ist sie depressiv und gereizt.

Sie bekam ein Korn D 200 als einmalige Gabe. Außerdem Anweisungen zur Lebensweise und Körperpflege: Barfußgehen, Trockenbürsten, Knieguß, Luftbäder, ansteigende Armbäder, Umstellung der Ernährung.

Ob sie das alles gemacht hat, entzieht sich meiner Kenntnis. Jedenfalls berichtete mir ihr Bruder am 12. 8. 1994, daß sie jetzt jede Nacht ohne Nasentropfen gut schlafen könne. Das hat auch weiterhin angehalten. Erstmalig. Zuletzt stellte sie sich am 31. 8. 1994 vor: sie sei ganz glücklich, fit, beschwerdefrei, die Menses sind in Ordnung, auch die Sensationen in der Scheide haben aufgehört, und sie werde jetzt erstmalig von Leuten, die erkältet sind, nicht mehr „angesteckt".

Lösung Fall 350: Sie haben das Mittel schon erraten. Oder wollen Sie die Lochkartei befragen? Da gehen wir von dem aus, was auffallend stark vertreten ist, die Menstrualsymptome. Wie gesagt, spielen auch sie für die Nase ein große Rolle. Das sieht dann so aus:

Karte
- **2422** Regel stark III 765/6 (726)
- 2408 Regel lange III 765 (724)
- 2405,1 Regel mit Klumpen III 764 (724)
- x 3202 Ausfluß braun und
- 2390 Verschlimmerung des Befindens vor der Regel (depressiv, reizbar) I 511 (1367).

Wie Sie sehen, ist das nur **China.**

Dazu paßt auch die Anämie (Nachuntersuchung ist mir nicht bekannt) und die Symptome 2421, 2096, 548, 2501, 2503. Auch der unterdrückte Schnupfen, 2607,1; III 171, 181 (355, 335) ist dabei.

Es handelt sich um eine chronische reflektorische vasomotorische Rhinitis. Bei chronischen Krankheiten, so heißt es, ist die böse Psora die Übeltäterin; sie können also nur durch ein Konstitutionsmittel, ein Antipsoricum, beherrscht werden. China ist aber, soviel ich weiß, nicht Mitglied im exklusiven Club der Antipsorika. Nur die Ähnlichkeit hat ihm im vorliegenden Fall Eingang verschafft. Wir sehen wieder: die Ähnlichkeit geht vor.

„Nase verstopft" ist im *Kent* eine große Rubrik. Das veranschaulicht uns, wie oft das vorkommt. Immerhin enthält sie China im 2. Grad.

Fall 351: Frau *E. W.*, 60 Jahre, ist verschleimt, es läuft hinten den Rachen hinunter. Alles tut ihr weh. Die Nase ist immer verstopft, meistens die rechte Seite. Das linke Auge tränt. Bei Streß hat sie außerdem einen plötzlichen Druck im Magen. Sie bekam 5 Körnchen C 30, alle 2 Tage eins zu nehmen. Nach einem halben Jahr höre ich, daß es schnell gut wurde und die Besserung angehalten hat.

Lösung Fall 351:
x 2382 Rachenschleim
2207 Nase rechts zu III 183 (359)
x 3004 Tränen links
x 2590 Schmerz plötzlich (x = steht nicht im *Kent*).

Das Mittel war **Teucrium marum.**

Fall 352: Frau *M. K.*, 44 Jahre, hat die Nase voll, muß ständig niesen, die Nase läuft, der Druck in der Stirn läßt dann nach; die Augen sind trocken und der Nasenrachenraum auch. Sie bekommt ein Korn C 30.
Nach einigen Tagen höre ich, daß der Heuschnupfen seitdem „gut" ist.

Lösung Fall 352:
x 2216   Nase Völlegefühl
  2233   Niesen oft III 175 (345)
x 2609   Schnupfen wäßrig
 x 378,1 benommen
  x 7   Absonderung bessert
x 2578,4 Schleimhäute trocken.

Es ergab sich **Sticta.**

Fall 353: Frau *W. B.*, 64 Jahre, steht die Angst im Gesicht. Sie hat immer das Gefühl, als hätte sie etwas verbrochen und man nähme ihr das übel. Die Angst sitzt ihr im Magen und sie muß dauernd schlucken.

Auf ein Glob. D 200 bald keine Angst mehr.

Lösung Fall 353:
976 Gesichtsausdruck erschreckt II 76 (371)
2014 Magen Angstgefühl III 441 (485)
x 64 Angst Gewissen
2584 Schlucken, Zwang, dauernder III 283/4 (464).

Das Mittel: **Stramonium.**

Fall 354: Frau C. H., 51 Jahre, ist seit 3 Monaten heiser, vor 14 Tagen bekam sie „kein Wort mehr raus". Schlucken tut ihr weh und strahlt zu den Ohren aus. Von Zeit zu Zeit überfällt sie heftiger Husten. Morgens hat sie eitrigen Auswurf. Nachts schwitzt sie.
Sie bekam 3 Glob. C 30, an 3 aufeinanderfolgenden Tagen je eins zu nehmen. − Ein vereinbarter Termin wird abgesagt, da eine Behandlung nicht mehr notwendig sei.

Lösung Fall 354:
x 2927 Stimme fehlt
x 1099 Halsschmerz zum Ohr beim Schlucken
  1413 Husten anfallsweise III 358 (801)
  228,1 Auswurf gelb morgens III 409 (818).

Es ist **Mangan.**

Fall 355: Die 63jährige Frau C. R. schwitzt! Sie war erkältet. Nun hört das Schwitzen nicht auf. Nein, sie schwitzt nur am Oberkörper. Das soll man nicht unterdrücken. Aber wie lange soll sie noch schwitzen? Ist das Vegetativum vielleicht jetzt „falsch programmiert"? Sonst klagte sie noch über schwere Beine und Kribbeln in den Gliedern. Gegen Luftzug ist sie empfindlich (weil uns allen heute die nötigen Außenreize fehlen!). Auf ein Glob. C 30, bei Bedarf zu wiederholen, hat schon nach 5 Tagen das Schwitzen aufgehört.

Lösung Fall 355:
2735 Schweiß reichlich II 59 (1292)
2729 Schweiß oben II 63 (1289)

3108 Unterschenkel schwer II 521 (1181)
1044 Glieder Ameisenlaufen II 535 (952)
2008 gegen Luftzug empfindlich I 511 (1366/7).

Als Mittel ergibt sich **Carboneum sulfuratum.**

Fall 356: Frau L. S., 53 Jahre alt, fühlt sich müde und elend, kann kaum arbeiten, das Herz ist ihr eng wie in einem Panzer oder unter einem Stein oder zittrig, die Schmerzen strahlen in den linken Arm aus, es klopft bis zum Hals, setzt zeitweise aus. Atmen fällt ihr schwer. Auf der linken Seite liegend kann sie wegen der Herzbeschwerden nicht schlafen.

Der Puls ist auf 90 beschleunigt, schwach, unregelmäßig, aussetzend, die Herztöne (systolisch) holpernd, sehr unregelmäßig, fast verworren (absolute Arrhythmie?). Die reflektorischen Herzzonen, insbesondere im Rücken in D 2, sind druckempfindlich. Kardiologische Befunde sind mir nicht bekannt. Knöchelödem.

Sie bekam am 21.10.1993 zunächst D 3, 3mal täglich 10 Tropfen zu nehmen, später, am 12.11.1993, C 30, 2mal wöchentlich je ein Korn.

18.12.1994: das Herz ist bedeutend besser subjektiv, sie bekommt auch besser Luft. Keine Schmerzen und Beklemmungen mehr.

9.6.1994 – Wesentlich besser. Der Puls hat sich normalisiert.

Lösung Fall 356:
x 1320 Herzbeklemmung
   1350 Herzschmerz zum linken Arm II 568 (1039)
x 2371 Puls unregelmäßig
x 1360 Herz Zittern
x 2362 Puls intermittierend
   1349 Herzschmerz liegend links II 253 (851)
x 1352 Herzschmerz zum Rücken (die reflektorische Zone, s.o.)
x 444 Brustbeklemmung beim Atmen.

Das Mittel ist **Iberis.**

Sie wissen, der schulmedizinisch orientierte Patient erwartet von Ihnen zunächst eine Krankheitsdiagnose und eine starre medikamentöse Verordnung. Er kann noch nicht begreifen, daß nicht gegen je eine

Krankheitserscheinung je ein Medikament verschrieben wird, das, womöglich 3mal am Tag, einfach längere Zeit hindurch regelmäßig einzunehmen ist, ohne daß man sich um Verlauf und Befindensänderungen kümmert.

Anders bei uns. Wenn wir fahren, müssen wir uns doch nach dem Verlauf der Straße richten und nach der Beschilderung, können nicht einfach immer nur geradeaus fahren.

Wir geben *ein* Mittel — solange es noch paßt. Wenn nötig, müssen wir auch wechseln, besonders auch bei akuten Erkrankungen. Das wird auch deutlich im

Fall 357: Ein schulmedizinisch behandelter Herpes Zoster hinterläßt monate- oder jahrelang Schmerzen. Nicht so bei uns.

Eine 56jährige Frau zeigte mir am 5.9.1994 kleine rote Hautstellen links an ihrer Stirn und in der Umgebung des linken Auges. Sie empfand dort ein Stechen, Brennen und Ziehen. Dabei fröstelte sie. Rektal hatte sie 37,5° gemessen. Sie bekam C 30.

Zwei Tage später hatten sich kleine brennende Bläschen gebildet, die Haut war dort warm, Kühlung wurde als angenehm empfunden. Zur Linderung rieb sie Johannisöl ein. Von mir bekam sie dasselbe Mittel in D 200.

Nach weiteren 2 Tagen hatten sich eitrige Blasen mit schwarzer Kuppe gebildet. Der Zustand hatte sich nicht weiter ausgebreitet. Schmerzen waren durchaus erträglich. Sie nahm nochmals dasselbe Mittel in C 30. Am nächsten Tag begann schon die Abheilung.

Lösung Fall 357: Zur Mittelwahl führte
Karte
   1244,2   Hautausschlag Bläschen brennend II 174 (1299)
   1296,2   Haut Schmerz stechend II 151 (1330)
x 1280,1   Haut heiß
   1257,3   Hautausschlag rot II 178 (1308) und
   1528   Kälte bessert I 504 (1355) sowie
   1254   Hautausschlag krustig II 182/183 (1303, 1305).

Das Mittel ist **Mezereum.**

Das war schon auf die Diagnose hin zu erkennen. Typisch sind die mit schwarzer Kruste bedeckten eitrigen Effloreszenzen.

Hinzu kamen ein allgemeines Schwellungsgefühl in dieser Region (2758), angeschwollene regionale Lymphdrüsen und subfebrile Temperaturen.

Am 12.9.1994 weitere Heilung, Entfärbung, Abschwellung; es sind noch dunkle Krusten zu sehen. Zugleich klagte sie über ein Gefühl, als wenn dort „alles bloßläge" und hatte große Sorge. Sie hatte ein Druckgefühl in der Stirn links und an der linken Schläfe, mußte öfter als sonst Wasser lassen und hatte Husten mit Auswurf. Das Oberlid war angeschwollen.

Charakteristisch war das Gefühl des „Bloßliegens" als sensible Reizerscheinung nach dem entzündlichen Prozeß. Aber wo finde ich das im Repertorium? Vielleicht

3228 Wind, Gefühl wie von I 485 (1415) dazu
  63 Angst um die Gesundheit I 6/7 (5) und
1968 Lider, obere, Schwellung III 28 (251) und nochmal
1254 Hautausschlag krustig II 182/3 (1303, 1305)
x 1777 Kopfschmerz Schläfe linke stechend.

Das ist **Scilla.**

Sie bekam es am 12.9.1994 als C 200. Daraufhin verschwand auch die Bronchitis.

Am 16.9.1994 fanden sich nur noch Reste von Schorf, keine Schmerzen mehr. Die Berührungssensibilität war noch leicht herabgesetzt (Mezereum) und sie empfand dort Kribbeln. Es bestand eine linksseitige Ptose, die mit **Gelsemium** behoben wurde.

Am 23.9.1994 bestanden subjektiv noch Kribbeln, Frösteln, Gefühl des Bloßliegens mit Kältegefühl, Ziehen im Kopf, Zucken im Lid, Tränenfluß und Jucken der Augen. Vorherrschend ein allgemeines Kältegefühl, kalte Schauer, auch im Bett (sie bestanden schon während der Temperaturerhöhung), kalte Beine und eiskalte Füße und Hände. Auf ein Korn eines Mittels in D 200 besserte sich auch das:

 795 friert im Bett II 18, 23 (1252, 1253)
 838 friert, Wärme bessert nicht II 29 (1265)
 727 Fieber mit Kälteschauern II 37 (1273)
3097 Unterschenkel kalt II 473 (1005)
881,1 Füße kalt eisig II 475 (1007)

1134 Hände kalt eisig II 470 (1002) und
1978 Lider zucken III 33 (281).

Einziges Mittel ist **Menyanthes.**

Zu beachten ist hier, wie die geschilderten Zustände ineinandergreifen und sich teilweise überschneiden. Wahlanzeigend war das jeweils vorherrschende Symptom.

Fall 358: *J. B.*, 38 Jahre alt, klagte am 30.8.1994 über Magenbeschwerden mit Druckgefühl nach dem Essen. Es sei schlimmer, wenn er Ärger habe oder in Eile sei. Zugegebenermaßen ißt er auch zu schnell. Es kommt ihm dann flüssig hoch mit Sodbrennen. Auch der Unterbauch schmerzt, mal hier, mal da, dabei Schwäche in den Beinen. Stuhlentleerung ist täglich, weich, mit heftig kommenden Blähungen. Auch nachts hat er keine Ruhe. Um 3 Uhr wird er wach und schläft dann nicht mehr ein. Am Wochenende ist es besser. Sonst spürt er im Darm Kitzeln und Stechen. Die Beschwerden bestanden seit 3 Jahren. Der Leib war tympanitisch gespannt und druckschmerzhaft.

Es lag nahe, die Lebensweise und Ernährung zu besprechen. Unter dem Druck seiner beruflichen Verhältnisse konnte er die Ratschläge aber nicht befolgen.

Nach einem vergeblichen Versuch mit Chamomilla bekam er am 26.9. ein Korn C 30 eines anderen Mittels, in einer, zwei und drei Wochen nochmals zu wiederholen, dann Pause.

Am 26.10.1994 stellte er sich wieder vor. Magen und Darm seien seit 14 Tagen beschwerdefrei. Es sei so, daß er gar nicht mehr daran denke. Die Krankheit hatte sich leise durch die Hintertür „dünn gemacht".

Lösung Fall 358: Wie oft kommen Leute mit Magenschmerzen und Blähungen zu uns! Und was wird da alles getan! Wir hören von Pilzen, Bakterien, Fermentmangel, falscher Darmflora, Darmsanierung und es wird ein unverhältnismäßig großer diagnostischer Aufwand betrieben. Mit Recht fordern auch wir, die Ursachen auszuschalten. Das war aber hier nicht möglich. Und doch wirkte das passende homöopathische Mittel! So bequem hat es der homöopathisch behandelte Patient manchmal − unverdientermaßen! Denn zu schnelles Essen, ungenügendes Kauen und

mangelhafte Einspeichelung rächt sich. Wenn ich eine schlechte Arbeit weitergebe, beschwert sich mein Nachbar. Der Magen beschwert sich, er brachte Speisen wieder hoch, „das ist mir zuviel!". Und der Darm beschwert sich nachts: nach Mitternacht ist die Zeit der Dünndarmtätigkeit. Die wandernden Bauchschmerzen waren Ausdruck von Blähkoliken. Wir haben also:
3236 Winde während Stuhlgang III 615 (611/612)
2594 Schmerz wandernd I 478 (1393) und
2548 schlaflos nach Aufwachen I 381 (1232).

Einziges Mittel ist **Mangan.**

Wer hätte bei Ärger und Eile an Mangan gedacht? Aber auch der Streß paßt dazu:
78 Anstrengung, geistige, schl. I 10 (7) und die Symptome
2879,1 Sodbrennen III 471 (532) und
x 156 Aufstoßen flüssig.

Fall 359: Die jetzt 38jährige Pharmareferentin hat eine 17jährige Tochter. Nach deren Geburt konnte sie nicht stillen. Die Brustwarzen waren eingezogen und statt abzupumpen wurde hochgebunden. Seitdem litt sie an einer Mastopathie mit Anschwellung und Schmerzen, am meisten vor der Regel. Sie kam meist verspätet, mit Hautfetzen, war schmerzhaft und dauerte oft 14 Tage. Oder sie blieb aus. Es bestand eine Retroflexio. Vor der Regel war sie meistens unleidlich.

Als Kind — sie hatte 5 Geschwister — war sie viel unterdrückt worden. Eine Großtante zog sie auf. Später war sie in psychotherapeutischer Behandlung. Einmal hatte sie einen Traum, ihr Bein wurde abgehackt, wuchs aber immer wieder nach.

Seit vor 10 Jahren der Blinddarm entfernt werden mußte, litt sie an Nabelkoliken und spastischer Verstopfung. Hinzu kamen erschöpfende Schweißausbrüche und Verlangen nach kalten Getränken wegen zu trockener Schleimhäute. Besonders klagte sie über Trockenheit der Augen.

Schon nach der ersten Gabe D 200 am 25. 6. 1994 ließen die Schmerzen der Brüste nach. Nach Rückfall seit 5 Tagen mußte sie am 3. 8. 1994 als D 500 wiederholt werden, ebenso am 26. 9. 1994. Seitdem bestand die Mastopathie nicht mehr. Auch die anderen Beschwerden besserten sich.

Lösung Fall 359: Hier geht die Serie der Unterdrückungen durch das ganze Leben: die Kindheit, der Traum, die unterdrückte Milchsekretion, die zeitweilige Amenorrhöe, die Appendektomie, die spastische Verstopfung und die zu trockenen Schleimhäute. Die Schweißausbrüche sind eine Ausnahme. Die Symptome waren:

2090,1	Milch unterdrückt II 234 (844)	
435	Brüste Schwellung II 234/235 (877)	
431,1	Brüste schmerzen II 254 (849)	
2390	Regel, vor, schl. I 511 (1367) (speziell und allgemein)	
2404	Regel mit Hautfetzen III 765 (725)	
2399	Regel fehlt III 763 (724)	
x 3139	Verstopfung spastisch	
x 2578,4	Schleimhäute trocken	
2673	Schwäche nach schwitzen I 446 (1402) und	
1534	kalt trinken Verlangen III 484 (541).	

Das Mittel ist naturgemäß **Bryonia**.

Verzeichnis der Fälle

Fall Nr.:

182 Nervöse Erschöpfung: Acidum phosphoricum
183 Erregungszustand: Jod
184 Orchitis: Clematis
185 Asthma: Kalium arsenicosum
186 Hyperthyreose: Jod
187 Hautleiden: Natrium carbonicum
188 Pharyngitis: Capsicum
189 Dysmenorrhöe: Crocus
190 Ischialgie: Agaricus
191 Zwischenblutung: Secale
192 Dorsalneuralgien: Berberis
193 Schreckfolgen: Aconit
194 Ekzem: Mezereum
195 Wadenschmerz: Carbo animalis
196 Harnwegsinfektion: Cannabis indica
197 Nierenstein: Borax
198 Asthmoide Bronchitis: Badiaga
199 Vasom. Rhinitis: Arsenicum jodatum
200 Zerebralsklerose: Agaricus
201 Hartspann Adduktoren: Spongia
202 Hämorrhoidalleiden: Paeonia
203 Immunschwäche: Menyanthes
204 Blasensenkung: Sabal serrulata
205 Kreislaufstörungen: Secale
206 Hautleiden: Mezereum
207 Enteritis: Colocynthis
208 Kreislaufstörung: Aconit
209 Zerebralsklerose: Spigelia
210 Menière: Acidum salicylicum
211 Menière: Zink
212 Leberleiden: Acidum nitricum
213 Asthma: Ipecacuanha
214 Depression: Aurum
215 Harnwegsinfektion: Capsicum
216 Angina: Lac caninum
217 Migräne: Lac defloratum
218 Asthma: Sambucus
219 Tic: Opium
220 Heuschnupfen: Sabadilla
221 Heuschnupfen: Cepa
222 Kreislaufstörung: Cannabis indica

Fall Nr.:

223 Trichomonaden: Staphisagria
224 Nausea: Colchicum
225 Bronchitis: Scilla
226 Prostatitis: Prunus spinosa
227 Ekzem: Silicea
228 Amenorrhöe: Hedera helix
229 Ischias: Colocynthis
230 Spastische Dysurie: Ruta
231 Colitis: Aristolochia
232 Colitis: Hydrastis
233 Chronische Zystitis: Rhus toxicodendron
234 Zystitis: Arnika
235 Sehnervenatrophie: Calcium carbonicum
236 Asthma bronchiale: Cuprum
237 Periostitis: Sabina
238 Arthrose: Acidum lacticum
239 Exostose: Mezereum
240 Migräne: Asarum
241 Neurodermitis: Natrium muriaticum
242 Hautleiden: Ranunculus bulbosus
243 Schlafstörung: Natrium phosphoricum
244 Gastritis: Cuprum
245 Bronchitis: Hyoscyamus
246 Hochdruck: Mercur
247 Ödeme: Apocynum
248 Klaustrophobie: Stramonium
249 Petit mal: Helleborus
250 Abduzenslähmung: Cicuta virosa
251 Depression: Acidum phosphoricum
252 Kreislaufschwäche: Camphora
253 Dysmenorrhöe: Millefolium
254 Akne vulgaris: Sulfur jodatum
255 Schlafstörung: Asarum
256 Dysmenorrhöe: Erigeron canadensis
257 Postoperative Diarrhöe: Podophyllum
258 Colitis: China
259 Colitis: Aloe

Fall Nr.:

260 Dysmenorrhöe: Sabina
261 Schlafstörung: Platin
262 Trauma: Acidum phosphoricum
263 Allergie: Euphorbium
264 Wurzelischialgie: Agaricus
265 Hautleiden: Mezereum
266 Kind unterentwickelt: Bufo rana
267 Herzinsuffizienz: Spartium
268 Herzleiden: Strophantus
269 Gebärmuttersenkung: Helonias
270 Dysmenorrhöe: Bovista
271 Nervöse Erschöpfung: Ignatia
272 Psychisches Trauma: Acidum phosphoricum
273 Depression: Aurum
274 Fußleiden: Mangan
275 Schlafstörung: Teucrium marum
276 Gicht: Lithium
277 Intercostalneuralgien: Ranunculus bulbosa
278 Herzleiden: Lilium tigrinum
279 Erschöpfung: Camphora
280 Menière: Chininum salicylicum
281 Erschöpfung: Selen
282 Asthma: Sambucus
283 Asthma: Sambucus
284 Bronchitis: Kalium nitricum
285 Bronchitis: Rumex
286 Erschöpfung: Opium
287 Herzleiden: Lobelia
288 Nausea: Asarum
289 Migräne: Teucrium marum
290 Gicht: Acidum benzoicum
291 Bronchitis: Senega
292 Asthmoide Bronchitis: Brom
293 Chronische Sinusitis: Jod
294 Immunschwäche: Hepar sulfuris
295 Durchblutungsstörung: Agaricus
296 Herzleiden: Coffea
297 Asthma: Brom
298 Hautleiden: Fagopyrum
299 Glaukom: Prunus spinosa
300 Bronchitis: Hydrastis
301 Carpaltunnelsyndrom: Acidum fluoricum
302 Arthrose: Aurum

Fall Nr.:

303 Venöse Stauung: Hamamelis
304 Eierstockentzündung: Sulfur jodatum
305 Eierstockentzündung: Thuja
306 Herzleiden: Arnika
307 Depression: Staphisagria
308 Gastritis: Acidum sulfuricum
309 Schlafstörung: Ambra
310 Nervöse Erregung: Tarantula
311 Kopftraumafolgen: Helleborus
312 Zustand n. Herpes Zoster: Ranunculus bulbosus
313 Hochdruck, Herzleiden: Acidum muriaticum
314 Afterfistel: Silicea
315 Nausea: Agaricus
316 Kreislaufstörungen: Causticum
317 Schulterrheumatismus: Kalium jodatum
318 Foetor ex ore: Chelidonium,
319 Reizhusten: Mangan
320 Hautleiden: Belladonna
321 Akne vulgaris: Acidum phosphoricum
322 Allergie: Apis
323 Menorrhagie: Ferrum
324 Chron. Zystitis: Argentum nitricum
325 Endometriose: Cyclamen
326 Urikämie: Acidum benzoicum
327 Grauer Star: Calcium fluoratum
328 Fußleiden: Carboneum sulfuratum
329 Hyperhidrosis: Sambucus
330 Psychisches Trauma: Coffea
331 Dysmenorrhöe: Viburnum
332 Hautleiden: Sarsaparilla
333 Hautleiden: Acidum fluoricum
334 Hautleiden: Belladonna
335 Chronische Bronchitis: Stannum
336 Herzleiden: Veratrum viride
337 Herzleiden: Adonis vernalis
338 Zystitis: Prunus spinosa
339 Durchfall: Apocynum
340 Kopftraumafolgen: Belladonna
341 Asthma: Brom
342 Heuschnupfen: Agaricus
343 Hautleiden: Otitis externa: Psorinum
344 Akne vulgaris: Chelidonium
345 Hautleiden: Asarum
346 Hautleiden: Teucrium
347 Gelenkleiden: Strontium carbonicum
348 Hautleiden: Natrium carbonicum

Fall Nr.:

349 Hautleiden: Agaricus
350 Vasomot. Rhinitis: China
351 Infekt: Teucrium marum
352 Heuschnupfen: Sticta
353 Angstsyndrom: Stramonium
354 Aphonie: Mangan

Fall. Nr.:

355 Hyperhidrosis: Carboneum sulfuratum
356 Herzleiden: Iberis
357 Herpes Zoster: Mezereum, Scilla, Gelsemium, Menyanthes
358 Gastroenteritis: Mangan
359 Mastopathie: Bryonia

Verzeichnis der Mittel

(Die Nummern sind dieselben wie auf der homöopathischen Lochkartei)

Lfd. Nr.:

1 Abrotanum
2 Acidum aceticum
3 Acidum benzoicum
4 Acidum fluoricum
5 Acidum formicicum
6 Acidum hydrocyanicum
7 Acidum lacticum
8 Acidum muriaticum
9 Acidum nitricum
10 Acidum oxalicum
11 Acidum phosphoricum
12 Acidum picrinicum
13 Acidum sylicylicum
14 Acidum sulfuricum
15 Aconit
16 Adonis vernalis
17 Aesculus
18 Aethusa cynapium
19 Agaricus
20 Agnus castus
21 Ailanthus
22 Aletris farinosa
23 Allium cepa
24 Aloe
25 Alumina
26 Ambra
27 Ammonium carbonicum
28 Ammonium muriaticum
29 Anacardium
30 Angustura
31 Antimonium crudum
32 Antimonium tartaricum
33 Apis
34 Apocynum
35 Aralia
36 Aranea
37 Argentum metallicum
38 Argentum nitricum
39 Aristolochia
40 Arnica
41 Arsenicum album
42 Arsenicum jodatum
43 Arum triphyllum
44 Asa foetida

Lfd. Nr.:

45 Asarum
46 Asclepias tuberosa
47 Aurum
48 Aurum muriaticum
49 Badiaga
50 Baptisia
51 Barium carbonicum
52 Barium muriaticum
53 Belladonna
54 Bellis perennis
55 Berberis
56 Bismutum
57 Borax
58 Bovista
59 Brom
60 Bryonia
61 Bufo
62 Cactus
63 Caladium
64 Calcium carbonicum
65 Calcium arsenicosum
66 Calcium fluoratum
67 Calcium phosphoricum
68 Calcium sulfuricum
69 Calendula
70 Camphora
71 Cannabis indica
72 Cannabis sativa
73 Cantharis
74 Capsicum
75 Carbo animalis
76 Carbo vegetabilis
77 Carboneum sulfuratum
78 Castoreum
79 Caulophyllum
80 Causticum
81 Ceanothus
82 Cedron
83 Chamomilla
84 Chelidonium
85 Chimaphila
86 China
87 Chininum arsenicosum
88 Chininum hydrochloricum

Lfd. Nr.:		Lfd. Nr.:	
89	Chininum sulfuricum	138	Helonias
90	Cicuta virosa	139	Hepar sulfuris
91	Cimicifuga	140	Hydrastis
92	Cina	141	Hydrocotyle
93	Cistus canadensis	142	Hyoscyamus
94	Clematis	143	Hypericum
95	Cocculus	144	Iberis
96	Coccus cacti	145	Ignatia
97	Coffea	146	Ipecacuanha
98	Colchicum	147	Iris
99	Collinsonia	148	Jaborandi
100	Colocynthis	149	Jod
101	Conium	150	Kalium arsenicosum
102	Convallaria	151	Kalium bichromicum
103	Corallium rubrum	152	Kalium bromatum
104	Crataegus	153	Kalium carbonicum
105	Crocus	154	Kalium chloratum
106	Crotalus horridus	155	Kalium jodatum
107	Croton tiglion	156	Kalium muriaticum
108	Cuprum	157	Kalium nitricum
109	Cyclamen	158	Kalium phosphoricum
110	Cypripedium	159	Kalium sulfuricum
111	Cytisus	160	Kalmia
112	Digitalis	161	Kreosot
113	Dioscorea	162	Lachesis
114	Drosera	163	Lac caninum
115	Dulcamara	164	Lac defloratum
116	Echinacea	165	Laurocerasus
117	Elaps	166	Ledum
118	Elaterium	167	Lilium tigrinum
119	Erigeron	168	Lithium
120	Eucalyptus	169	Lobelia
121	Eupatorium perfoliatum	170	Lycopodium
122	Eupatorium purpureum	171	Lycopus
123	Euphorbium	172	Magnesium carbonicum
124	Euphrasia	173	Magnesium muriaticum
125	Fagopyrum	174	Magnesium phosphoricum
126	Ferrum	175	Magnesium sulfuricum
127	Ferrum phosphoricum	176	Mancinella
128	Gelsemium	177	Mangan
129	Ginseng	178	Medorrhinum
130	Glonoin	179	Melilotus
131	Gnaphalium	180	Menyanthes
132	Graphit	181	Mercurialis
133	Gratiola	182	Mercurius solubilis
134	Guajac	183	Mercurius corrosivus
135	Hamamelis	184	Mercurius dulcis
136	Hedera helix	185	Mercurius jodatus flavus
137	Helleborus	186	Mercurius jodatus ruber

Lfd. Nr.:

187 Mezereum
188 Millefolium
189 Moschus
190 Murex
191 Mygale
192 Naja
193 Natrium carbonicum
194 Natrium muriaticum
195 Natrium nitricum
196 Natrium phosphoricum
197 Natrium sulfuricum
198 Niccolum
199 Nux moschata
200 Nux vomica
201 Oenanthe crocata
202 Oleander
203 Opium
204 Paeonia
205 Palladium
206 Paris
207 Petroleum
208 Phosphor
209 Phytolacca
210 Plantago
211 Platinum
212 Plumbum
213 Podophyllum
214 Prunus spinosa
215 Psorinum
216 Ptelea
217 Pulsatilla
218 Pyrogenium
219 Ranunculus bulbosus
220 Ratanhia
221 Rheum
222 Rhododendron
223 Rhus toxicodendron
224 Robinia
225 Rumex
226 Ruta graveolens
227 Sabadilla
228 Sabal serrulata
229 Sabina
230 Sambucus

Lfd. Nr.:

231 Sanguinaria
232 Sarsaparilla
233 Scilla
234 Secale
235 Selen
236 Senecio
237 Senega
238 Sepia
239 Silicea
240 Spartium scoparium
241 Spigelia
242 Spiraea ulmaria
243 Spongia
244 Stannum
245 Staphysagria
246 Sticta
247 Stramonium
248 Strontium
249 Strophantus
250 Sulfur
251 Sulfur jodatum
252 Sumbulus
253 Syphilinum
254 Tabacum
255 Tarantula
256 Taraxacum
257 Tellur
258 Terebinthina
259 Teucrium
260 Theridion
261 Thuja
262 Tuberculinum
263 Urtica urens
264 Ustilago
265 Valeriana
266 Veratrum album
267 Veratrum viride
268 Verbascum
269 Viburnum
270 Vinca minor
271 Vipera
272 Viscum album
273 Zincum

Literatur

Bayr, G.: Kybernetische Denkmodelle der Homöopathie. Karl F. Haug Verlag. Heidelberg 1982.
Barthel, H., Klunker, W.: Synthetisches Repertorium. 3 Bde. 3. verb. Aufl. Karl F. Haug Verlag, Heidelberg 1987.
Boericke, W.: Homöopathische Mittel und ihre Wirkungen. Verlag Grundlagen und Praxis. Leer 1972.
Braun, A.: Methodik der Homöopathie. Verlag J. Sonntag. Regensburg 1975.
Farrington, E. A.: Klinische Arzneimittellehre. Neudruck. Burgdorf.
Gallavardin, J. P.: Psychismus und Homöopathie. Karl F. Haug Verlag. Heidelberg 1987.
Gebhardt, K. H.: Beweisbare Homöopathie. 2. verb. und erw. Aufl. Karl F. Haug Verlag. Heidelberg 1986.
Hahnemann, S.: Organon der Heilkunst. 6. Auflage, Nachdruck 1988. Karl F. Haug Verlag. Heidelberg 1988.
Hahnemann, S.: Die chronischen Krankheiten. Faksimileausgabe in 5 Bänden. 4. Nachdruck. Karl F. Haug Verlag. Heidelberg 1988.
Hahnemann, S.: Reine Arzneimittellehre. Faksimileausgabe in 6 Bänden. 4. Nachdruck. Karl. F. Haug Verlag. Heidelberg 1989.
Heinigke, C.: Handbuch der homöopathischen Arzneiwirkungslehre. Burgdorf.
Hering, C.: Kurzgefaßte Arzneimittellehre. 2 Bände. Verlag Ulrich Burgdorf.
Heß, W.: Homöopathische Hausapotheke. 2. Aufl. Hippokrates-Verlag. Stuttgart 1984.
Illing, K. H.: Homöopathische Taschenbücher. 5 Bände (einzeln erhältlich). Karl F. Haug Verlag. Heidelberg 1986–1989.
Julian, O.: Materia medica der Nosoden. 6. Aufl. Karl F. Haug Verlag. Heidelberg 1987.
Kent, J. T.: Kents Arzneimittelbilder. 7. Aufl. Karl F. Haug Verlag. Heidelberg 1988.
Kent, J. T.: Kents Repertorium der homöopathischen Arzneimittel. 11. verb. Aufl. Karl F. Haug Verlag. Heidelberg 1989.
Kent, J. T.: Repertorium der homöopathischen Arzneimittel. Hippokrates-Verlag. Stuttgart 1979.
Köhler, G.: Lehrbuch der Homöopathie. Hippokrates-Verlag. Stuttgart 1982.
Leers, H.: Sammlung seltener Symptome. 4. Aufl. Karl F. Haug Verlag. Heidelberg 1988.
Leers, H.: Der Leib als Symbol. Karl F. Haug Verlag. Heidelberg 1986.
Leers, H.: Wo steht was im Kent? 6. Auflage. Bildungs- und Gesundheitszentrum. Haan 1987.
Leers, H.: Homöopathische Lochkartei nach Kents Repertorium. 6. Aufl. Bildungs- und Gesundheitszentrum. Haan 1987.
Mezger, J.: Gesichtete homöopathische Arzneimittellehre. 2 Bände. 8. Aufl. Karl F. Haug Verlag. Heidelberg 1988.
Nash, E.: Leitsymptome in der homöopathischen Therapie. 15. Aufl. Karl F. Haug Verlag. Heidelberg 1987.
Royal, G.: Abriß der homöopathischen Arzneimittellehre. Verlag J. Sonntag. Regensburg 1926.
Stauffer, K.: Klinische homöopathische Arzneimittellehre. 4. Aufl. Verlag J. Sonntag. Regensburg 1955.
Stauffer, K.: Homöopathisches Symptomenverzeichnis. 3. Aufl. Verlag J. Sonntag. Regensburg 1951.
Vithoulkas, G.: Medizin der Zukunft. 2. Aufl. Wenderoth-Verlag. Kassel.

Voegeli, A.: Heilkunst inneuer Sicht. 6. Auflage. Karl F. Haug Verlag. Heidelberg 1988.
Voegeli, A.: Die rheumatischen Erkrankungen. 6. Aufl. Karl F. Haug Verlag. Heidelberg 1988.
Voisin, H.: Materia Medica des homöopathischen Praktikers. 2. verb. Aufl. Karl F. Haug Verlag. Heidelberg 1985.